医師が教える!

60歳からの血流ぐんぐんストレッチ

高平尚伸
北里大学大学院教授
医学博士

河出書房新社

体の硬さがまねく意外な病気・症状とは
――まえがき

体の硬さが気になったことはないでしょうか。脚を大きく開けられる人、前屈《ぜんくつ》で手が楽々地面につく人などに、ちょっと憧《あこが》れたりしたことはありませんか。いっぽう、体が硬いからといって、それが即、病気や不調の原因になるとは思わず、さほど気にしない方も多いことでしょう。

しかし長い目で見ると、良くない姿勢や同じ姿勢を続けていると、さまざまな不調や、時に命に関わるような病気のリスクになる可能性があります。

体が硬いと、例えば、姿勢の不良から重心が変化すれば転倒のリスクが高まります。また長時間の不動になると、とくに静脈の血流が滞《とどこお》りやすくなります。静脈血流は、血栓《けっせん》の形成に関わりますので、これが十分でなければ、健康によいわけがありません。

60歳にもなれば、誰もが多かれ少なかれ「あそこが痛い」「そこがツラい」などの症状の1つや2つは抱えているかもしれません。そんな症状や不調を、体の硬さを解消することで軽快させたり、リスクを低減させることができたとしたら、どうでしょうか？

わたしが開発し、論文※でも報告した壁際エクササイズの1つであり、テレビ番組やSN

Sなどで万能ストレッチとして紹介されたストレッチを、本書では新たな名称の「全能ほぐしストレッチ」として紹介します。

これは、1日2分、3セットを習慣としておこなうことで、**不良姿勢の改善に効果が認められています。**ただし、継続しないと元の木阿弥《もくあみ》になることも明らかになっています。また、**硬くなった筋肉を緩《ゆる》め、関節をやわらかくし、代謝《たいしゃ》を上げて、さまざまな不調を軽減させたり、時には自律神経を整えて、痛みを治したりする効果が期待されます。**

本書では、まず序章で、あなたの体の硬さをチェックするポーズや動作を紹介します。ぜひ一度ご自分で試して、体のどこがどの程度硬いのかを確認してください。

1~3章では、体が硬いと血流にどんな影響があるのか、どの部位が硬いとどんな病気や症状のリスクが高まるのか、そして比較的新しい人体における組織の概念の「ファシア」について解説します。

4章では、そのファシアを意識して開発した「全能ほぐしストレッチ」のやり方と効果を詳しく述べます。不良姿勢を気にしている人、長時間不動状態が続いて首から肩あるいは腰や股関節《こかんせつ》などへの違和感を感じている人、歩き始めがぎこちない人、さらに診療に訪れた患者さんにもお勧めしてきた運動です。

テレビ番組やそのほかのメディアでも取り上げられ、「不調が軽快した、治った」という

※*Healthcare* 2023, 11, 1287

うれしい声をたくさんいただき、中には「どのお医者さんにも治らないといわれていた症状が治った」と、わざわざわたしに伝えるために病院に訪れてくれた方がいらっしゃるなど、その反響の大きさに、わたし自身が驚いています。

そして最後に5章で、症状別に対応したストレッチを紹介していきます。

わたしは、これまで整形外科手術などの最新治療に加えて、自力で症状を改善できるストレッチを患者さんにお伝えすることにも注力してきました。本書の執筆もその一環です。

ぜひ、ご自身の手で健康ライフを送ることに役立ててください。

高平尚伸

●本書でご紹介するストレッチについて、以下の点にご注意ください。

・関節や筋肉はやわらかいほどよい、というものでもありません。過度なやわらかさは、かえって関節や筋肉に負担をかけることがあります。

・無理してストレッチをおこなうと筋肉や腱《けん》、靭帯《じんたい》を痛めることがあります。また、過度な繰り返しの刺激で関節を痛めることもあります。痛みや違和感がある場合は、中止して医師にご相談ください。

医師が教える！60歳からの血流ぐんぐんストレッチ／目次

序章 あなたの「体の硬さ」をチェック！

1章 体が硬いから、血流が悪くなる！

大きな問題は「血流が悪くなる」こと——静脈に働く5つの力 38
ふくらはぎの筋肉は「第二の心臓」——筋ポンプの仕組み 40
胸とお腹に働く血流の力——呼吸ポンプとスポイト作用 42
深い呼吸には、しなやかな上半身が大切——胸郭と筋肉 44
〈ミニ知識②〉動脈と静脈の働きの違い 46

2章 体の硬いところから「不調のリスク」がわかる！

3章 これほど違う「効果的ストレッチ」のすすめ！

4章 「全能ほぐしストレッチ」をはじめよう！

5章 その症状には、このストレッチ&エクササイズが効く！

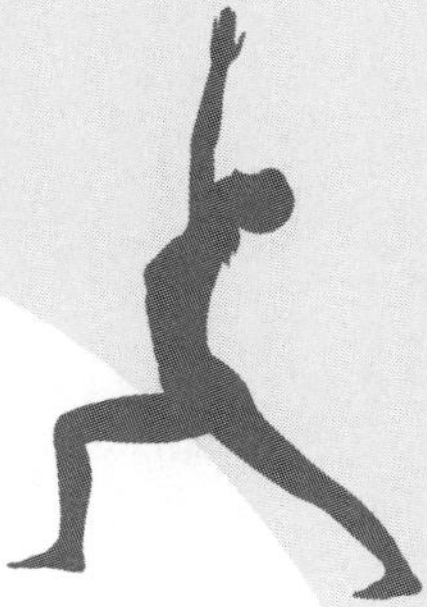

序章 あなたの「体の硬さ」をチェック！

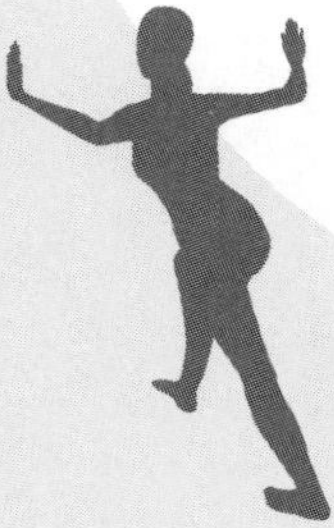

放っておくと体は硬くなる

長時間座ったまま何かに没頭していて、「さぁ、やっと終わった、立ち上がろう」というとき、すぐには腰が伸びない、ひざが伸びない、ということはないでしょうか。

筋肉は、ずっと同じ姿勢でいるとかたまって動きにくくなります。

それでも動かしていけばまたもとに戻りますが、高齢になるほど、若い頃のようにはすぐに戻らなくなるのです。

体は、放っておくと硬くなります。

筋肉は、本来は収縮したり伸びたりするものです。しかし、何日も、あるいは何年にもわたって毎日同じ姿勢でデスクワークをしていたり、ふだんの生活でも、つい楽に感じる姿勢を続けているとどうでしょう。

じつは一部の筋肉には負担になっていたり、一部の筋肉がやわらかさを失ってこりかたまってしまったり、ということがあるのです。

筋肉の活動は、血流にも大きく関係しています。とくに静脈の流れを作り出す重要な役

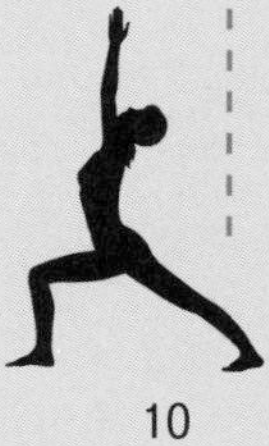

割を、筋肉が担っているのです。

ですから、**筋肉が硬くなれば、血流も悪くなります。**

血流が悪くなると、肩こりなどのひどい痛みが出たりするだけでなく、静脈血栓塞栓症《じょうみゃくけっせんそくせんしょう》など重篤《じゅうとく》な病気のリスクも高まります。

さらに、体への負担が大きい姿勢を続けていると骨格にも影響します。骨が変形してしまうこともあります。

スマートフォンの操作ばかりしていると〝猫背〟になる「スマホ首」や「ストレートネック」が話題になっていますが、**首や腰のこうした変形が、知らず知らずのうちに日頃の不調の原因になっている可能性もあります。**

体の硬さは、案外自分では気がつかないこともあります。首に激痛を感じて医者にかかったときに、初めて筋肉の硬さを指摘されたり、「ストレートネック」と診断されたり、ということも多いのです。

さぁ、あなたの体は大丈夫でしょうか？

まずは〝硬さチェック〟から始めましょう。

チェック1

背中で手をつなげますか?

背筋を伸ばした状態で、片方の手を上から、もう片方を下から伸ばしてつなぎます。しっかりつながなくても、手先が軽く触れれば十分です。これで肩の関節のやわらかさがわかります。

左右両方やってみて、両方できる方は関節がやわらかい人です。**両方ともできない、指を触れることもできない、という方はかなり硬くなっています。**どちらかができない場合は、多くは下から回した手の側が硬い、ということになります。

よく「肩甲骨《けんこうこつ》が硬い」という言い方をします。

スポーツ選手などしっかり体を鍛《きた》えている人が、肩甲骨をグリグリ動かしている映像を見たことがあるかもしれません。

肩甲骨がよく動くということは、それを動かす筋肉が柔軟で自在に動くということで、つまり肩関節がやわらかいということになります。肩甲骨まわりの筋肉が硬くなると、肩こりの原因になることもあります。

肩関節の硬さをチェックしましょう

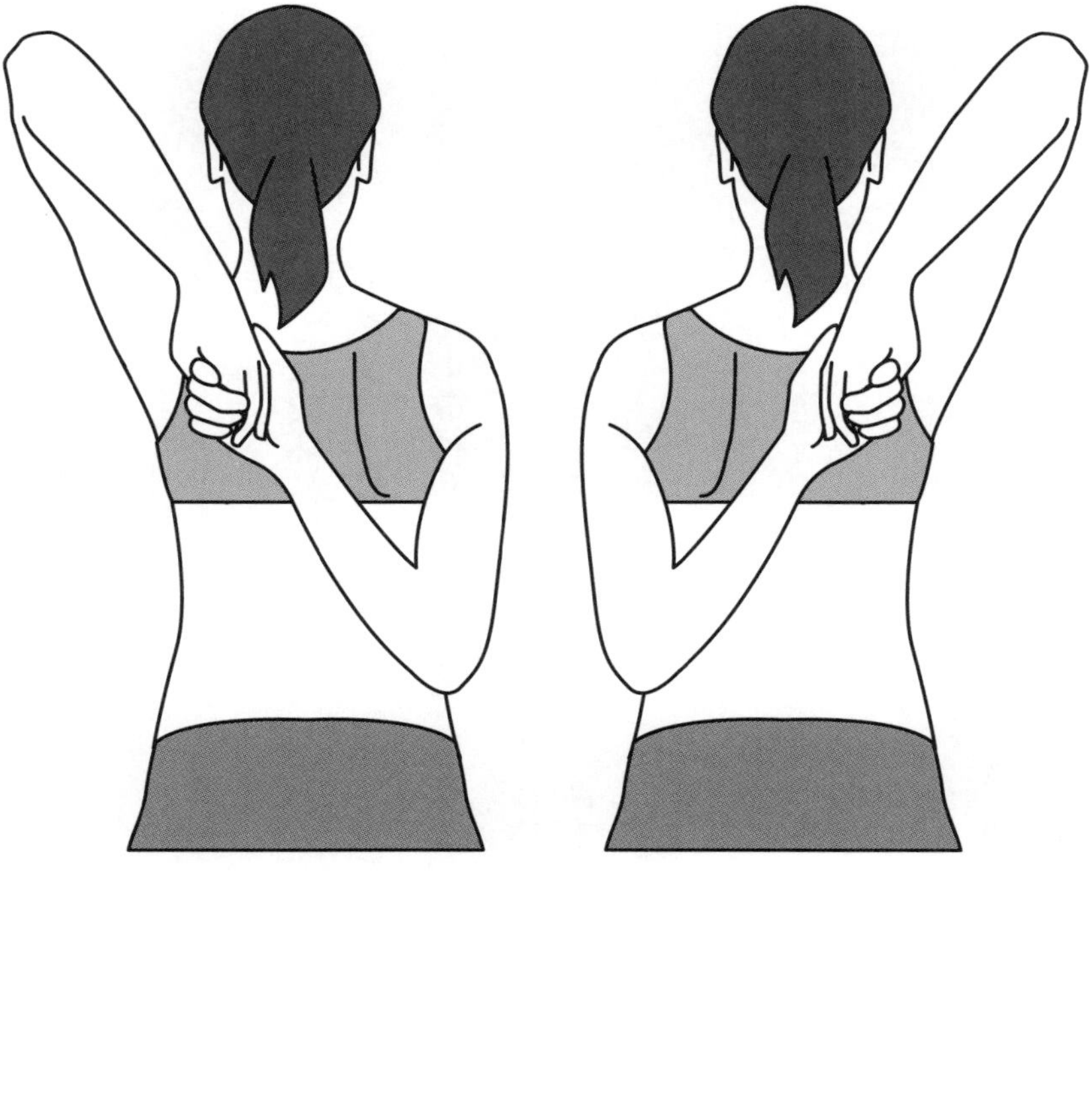

左右両方をためしてください。指と指が触れる程度でもOKです

チェック2

かかとをつけて、しゃがめますか？

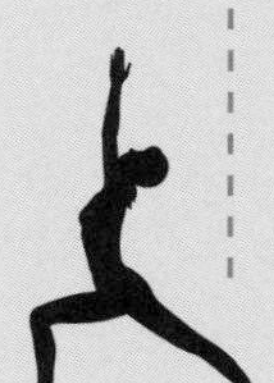

両足を揃《そろ》えて、手を後ろに組み、かかとを床につけたまましゃがみます。スキーのジャンプの飛ぶ前の姿勢をイメージしてください。しゃがむと、**かかとが浮いてしまう、かかとを床につけようとすると後ろに倒れてしまうのは、下半身が硬いということ**です。

これもよく「足の関節が硬い」という言い方をしますが、正確にはふくらはぎの筋肉（腓《ひ》腹筋《ふくきん》）が硬くなっています。腓腹筋が伸びないと、この姿勢はできません。後述するように、腓腹筋は血流に大きな役割を果たしています。さらに太もも（大腿四頭筋《だいたいしとうきん》）やお尻（大《だい》殿筋《でんきん》）などの筋肉も関係しています。

じつはこの姿勢は、意外と若い方より年配の方のほうが得意な場合があります。イスではなく床や畳に座ることが多い人、和式トイレを長年使っていた人が、案外できたりするのです。

逆にいえば、現代のようなイスとテーブルの生活に慣れた人は、知らないうちに足腰が硬くなっているかもしれません。

ふくらはぎの筋肉（腓腹筋）の硬さをチェックしましょう

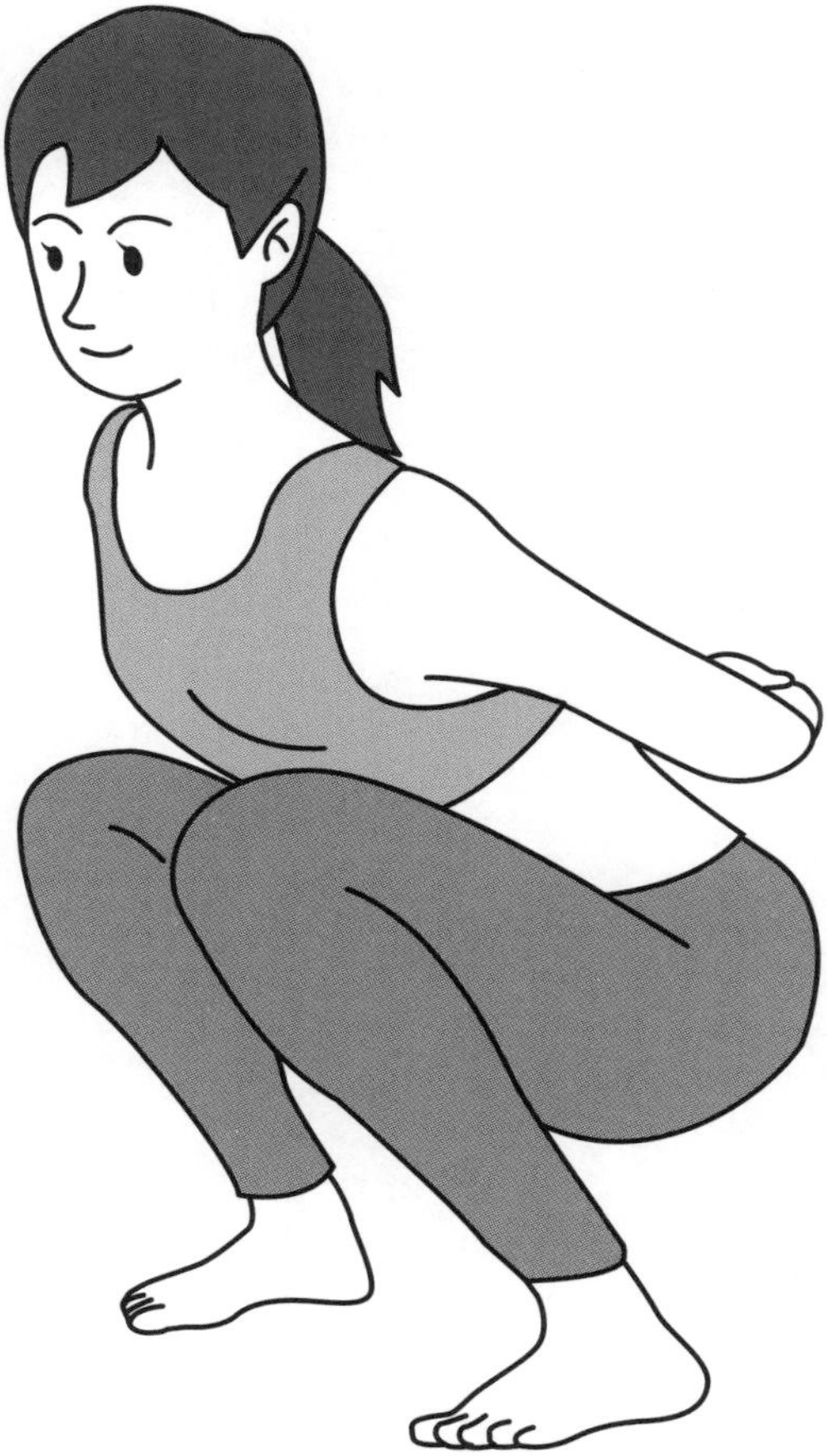

かかとが浮かないように、床につけるのがポイントです

チェック3

立ったまま靴下をはけますか?

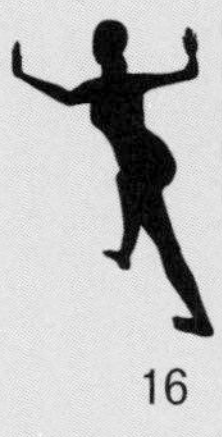

立ったまま、右足と左足、それぞれ靴下をはいてみてください。右の靴下をはくときは、右脚を上げて、左脚1本で立ち続けながら、靴下をはきます。

まず、片脚で立ち続けるには、軸足の筋力がなければバランスを保てません。また、腸《ちょう》腰筋《ようきん》（上半身と下半身をつなぐ筋肉）が硬いと、上げたほうの脚に引っ張られてしまい、ひざが曲がってしまうので、やはり不安定になります。腸腰筋がやわらかければ、股関節《こかんせつ》の可動域が広がるので、軸足をまっすぐに保ったまま、バランスをうまく調整しながら靴下をはくことができます。

反対に、上げたほうの脚は、ひざや股関節を屈曲させる筋肉をずっと収縮させている必要があります。いくつもの筋肉を使いますが、メインはやはり腸腰筋です。

腸腰筋でしっかり足を引き上げておかないと、体が前のめりになり、安定して立っていられません。

腸腰筋の筋力とやわらかさを、この動作でチェックできます。

上半身と下半身をつなぐ筋肉の硬さをチェックしましょう

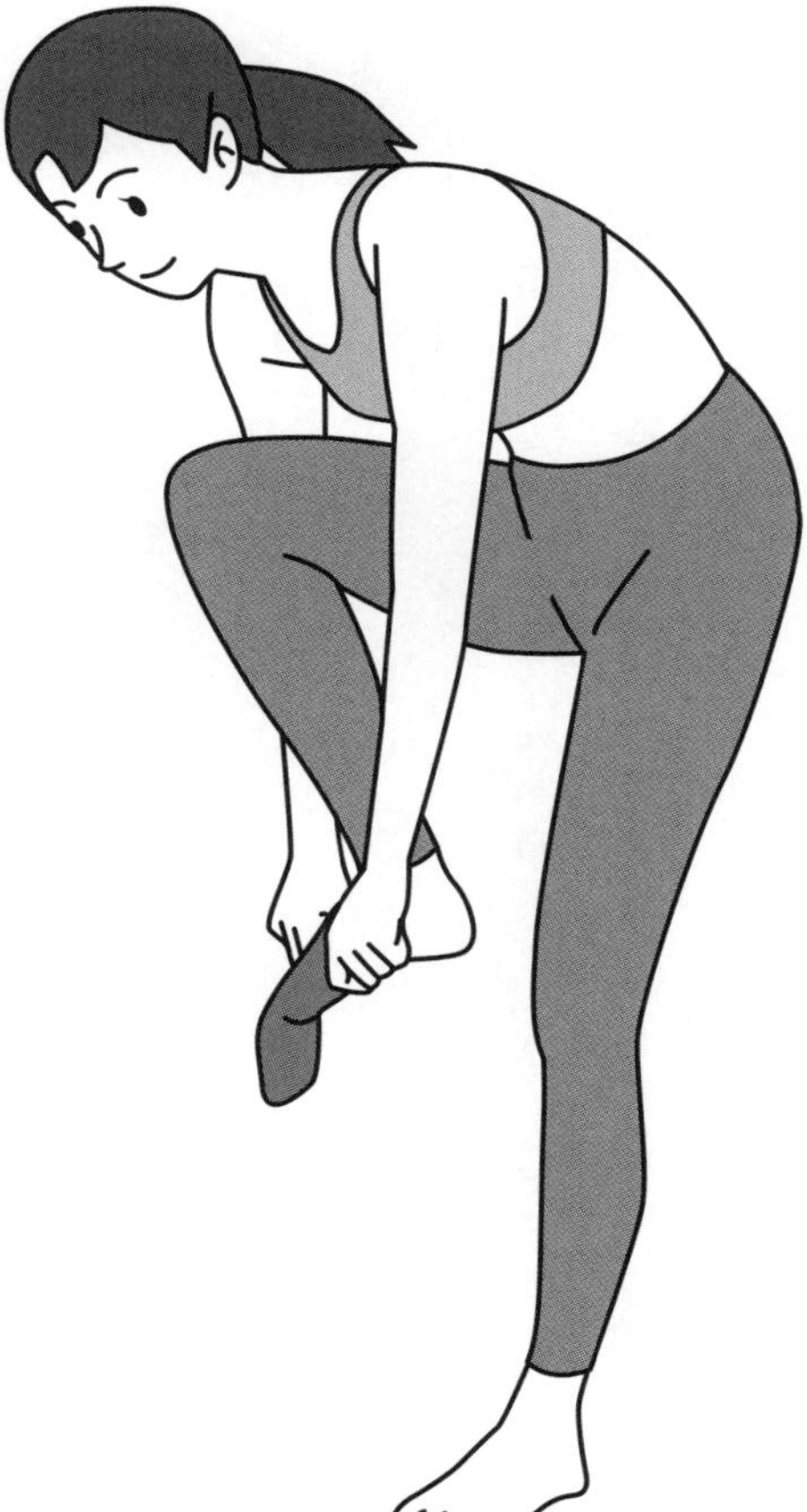

片足立ちして左右両方はければOK。腸腰筋がとくに重要になります

チェック4 トレーナーをスムーズに脱げますか？

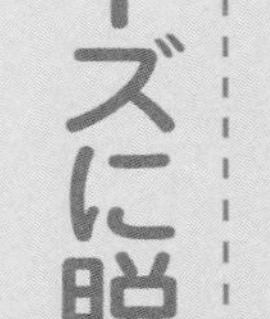

長袖《ながそで》のトレーナーを脱ぐ動作です。これがスムーズにできれば、体がやわらかく、少し手間取るようなら、硬くなっているといえるでしょう。

脱ぐのに決まった手順はありませんが、このチェックでは両手を交差させて裾《すそ》を引っ張り上げるのは禁じ手とします。先に腕を片方ずつ袖ぐりから引き抜いてもいいですし、頭を先に抜いてもかまいません。

チェックするのは肩関節と肩甲骨《けんこうこつ》周囲の筋肉のやわらかさで、基本的にはチェック1と同じですが、**日常生活のありふれた動作の中で、体の硬さに気づいてもらえると思います。**

これはわたしが出演したテレビ番組で、一般参加の方におこなってもらったチェックです。みなさん日頃からされている動作なので、体の硬い方もご自分なりのコツをつかんでいて、それなりにできてはいらっしゃいました。ただ、やはり体のやわらかい方は、いとも簡単にクリアしていたのが印象的でした。

肩関節と肩甲骨の硬さをチェックしましょう

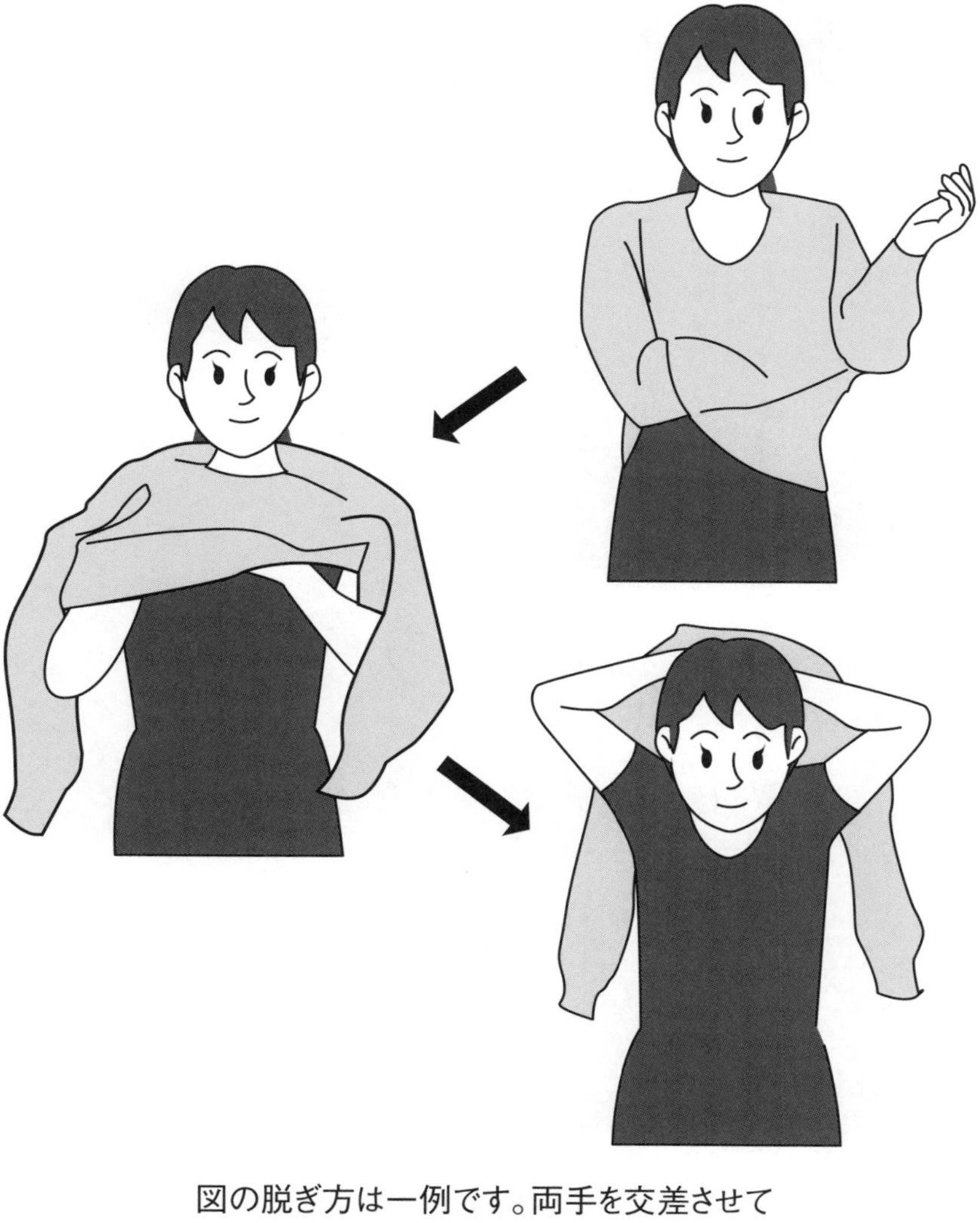

図の脱ぎ方は一例です。両手を交差させて
引っ張り上げる脱ぎ方はNGとします

チェック5
「ひじ合わせのポーズ」ができますか？

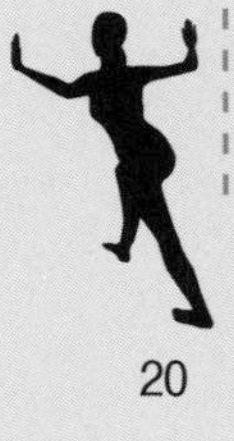

体の前で手のひらとひじを合わせます。そのままひじを離さないように腕ごと上に引き上げます。十分やわらかい人は、ひじが鼻のあたりまで上がりますが、硬い人は最初にひじをつけた位置から上がりません。自分ではわかりにくいので、他の人に正面から見てもらうとよいでしょう。

これもさまざまな筋肉が関わっていますが、まず菱形筋《りょうけいきん》（肩甲骨の内側の筋肉）がやわらかくないと、ひじをつけるだけでも難しくなります。

そのまま上にあげるときに、肩甲骨がぐっと後ろに反《そ》る形になるので、前鋸筋《ぜんきょきん》（肩甲骨の外下側の筋肉）に力をいれることになります。また、例えば、前側の胸筋《きょうきん》がやわらかくないと肩甲骨が後ろに倒れません。**単純な動作ですが、肩、背中、胸と、いろいろなところの筋肉が関わってきます。**

このポーズは「猫背」のチェックにも使われます。背中が丸まっていると、腕を合わせることはできても、上にあげるのは難しいのです。

肩・背中・胸の筋肉の硬さをチェックしましょう

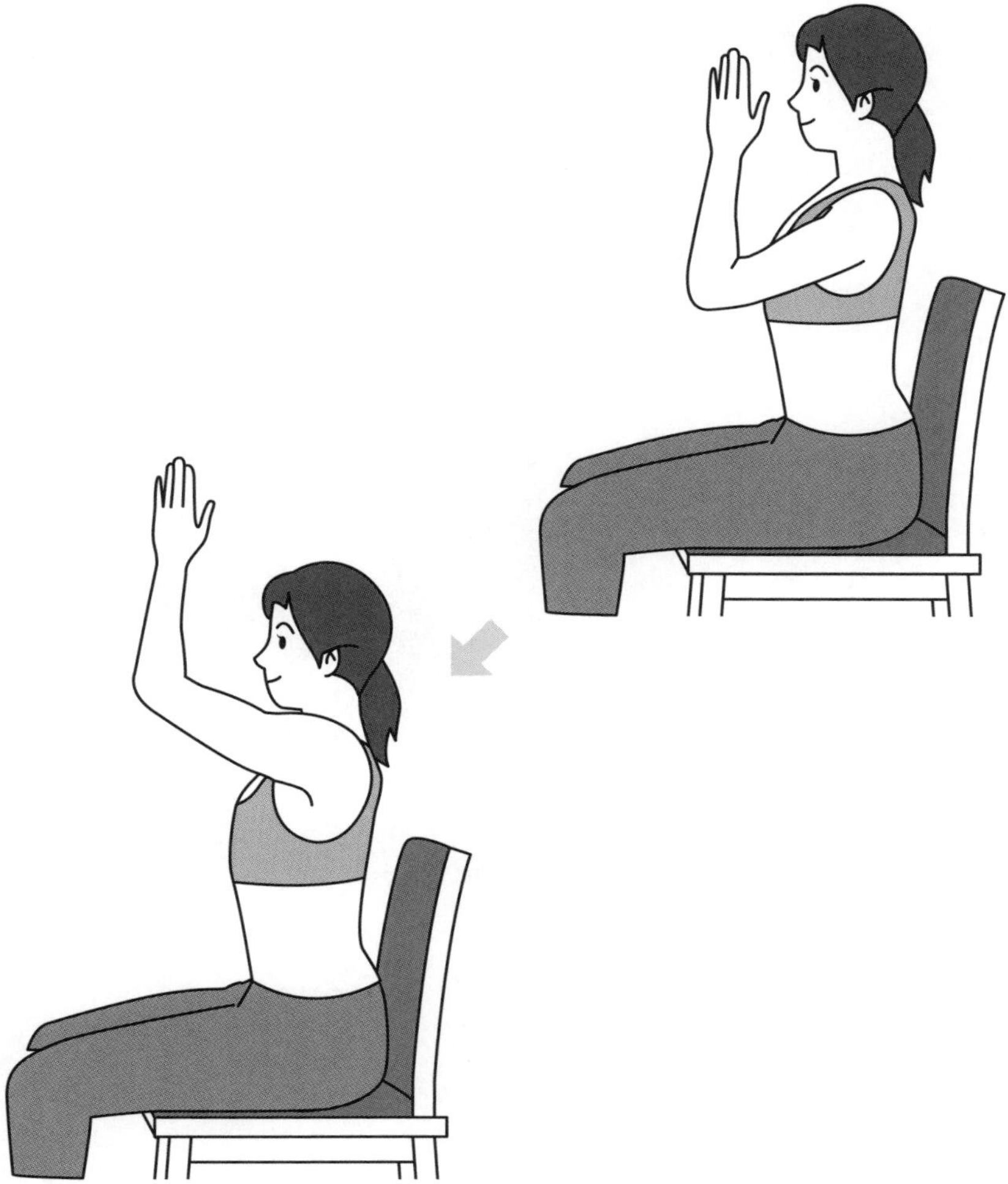

手のひらとひじを左右くっつけて、ひじが鼻まで上がればOKです

チェック6

「天に祈るポーズ」ができますか?

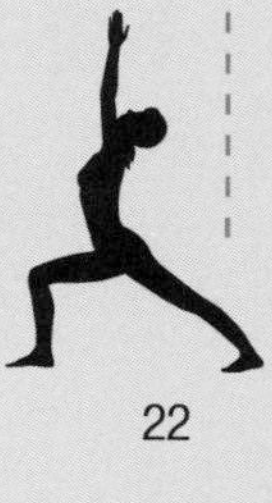

立った姿勢から、片方の足をできるだけ大きく踏み出し、ぐっと腰を落とします。両手は頭の上で合わせ、天に祈るようにできるだけ上に伸ばします。あごを上げ、できるだけ上を見ます。その状態からひざを90度まで曲げ、20秒キープ。これが楽々とできるようなら、問題なし。**10秒もたないようなら、下半身、上半身ともに硬い**といえます。

まず、股関節が硬いと、ぐっと腰を落とせません。前に出した足の側の腸腰筋に筋力がないと姿勢をキープできません。

また、前に出した足を90度に曲げるには、お尻（大殿筋）や太もも（大腿四頭筋）のやわらかさも必要です。さらに、上半身を伸ばすには、胸筋や腹筋、後ろに出した下半身を伸ばすには腸腰筋、腓腹筋がやわらかくないと難しいでしょう。

これは、ヨガでは「戦士のポーズ」と呼ばれる姿勢です。下半身だけなら、スポーツトレーニングの「ランジ」がこれに相当します。硬さをチェックするポーズとして紹介しましたが、ストレッチや筋トレとしてもやってみましょう。

上半身・下半身の硬さを総合的にチェックできます

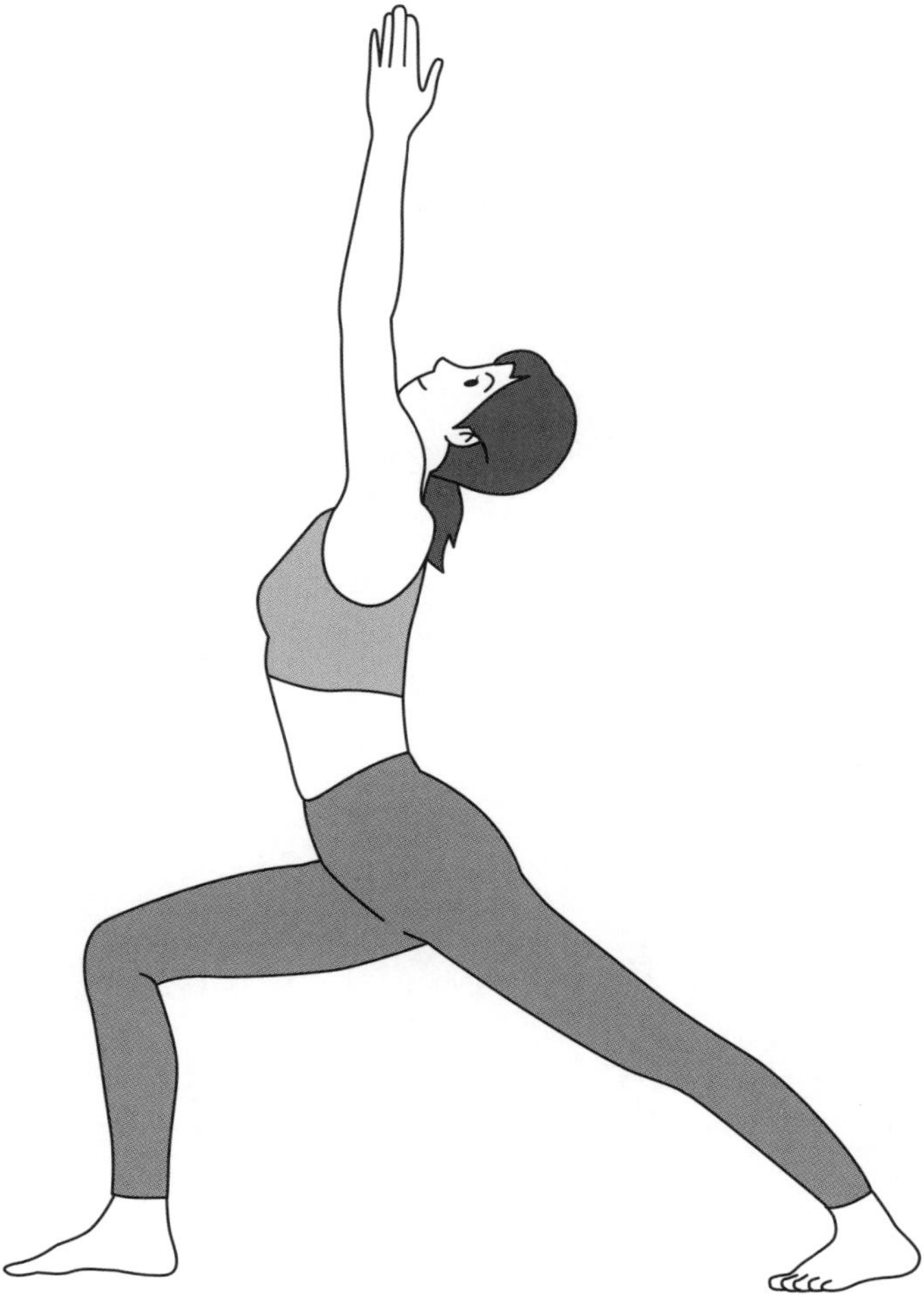

ひざを90度に曲げ、そのまま20秒キープできればOKです

チェック7

「オットセイのポーズ」ができますか？

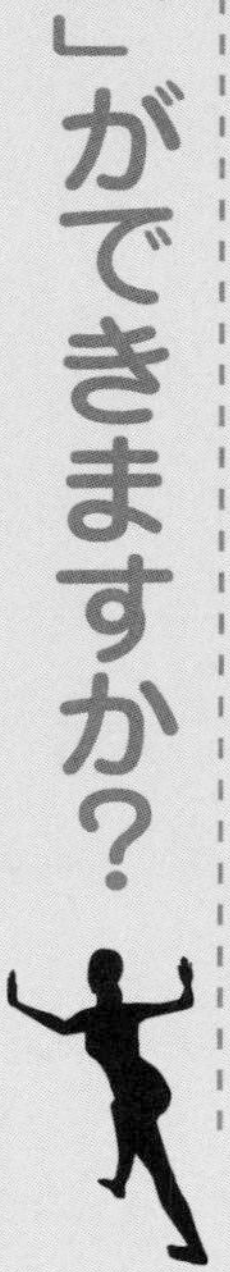

うつぶせの状態から、腕を伸ばして上半身を持ち上げます（オットセイのポーズ）。腕をまっすぐにして腰が落ちて20秒キープできれば、十分やわらかいといえます。

ただし、ふだんからストレッチをしていない人は、腕を伸ばすだけでも難しいので、無理をせず、ひじをつくポーズから試してみましょう。**両ひじをついた状態で腰が浮くようなら、かなり硬いといえます。**無理に続けようとすると腰を痛めることもあるので気をつけてください。

このポーズが難しい、または苦しいという人は、腸腰筋など体の前側の筋肉が硬くなって伸びにくくなっています。

また、背中が硬いと、腸腰筋がやわらかくても十分に上体を反らすことができません。

この場合、背中が硬いとは、筋肉ではなく脊柱《せきちゅう》の硬さです。

背骨の骨と骨の間の椎間板《ついかんばん》や靱帯《じんたい》が硬くなっていると、骨が後ろ側に弯曲《わんきょく》しづらくなり、上体を反らしにくくなります。

背骨と腸腰筋の硬さをテストします

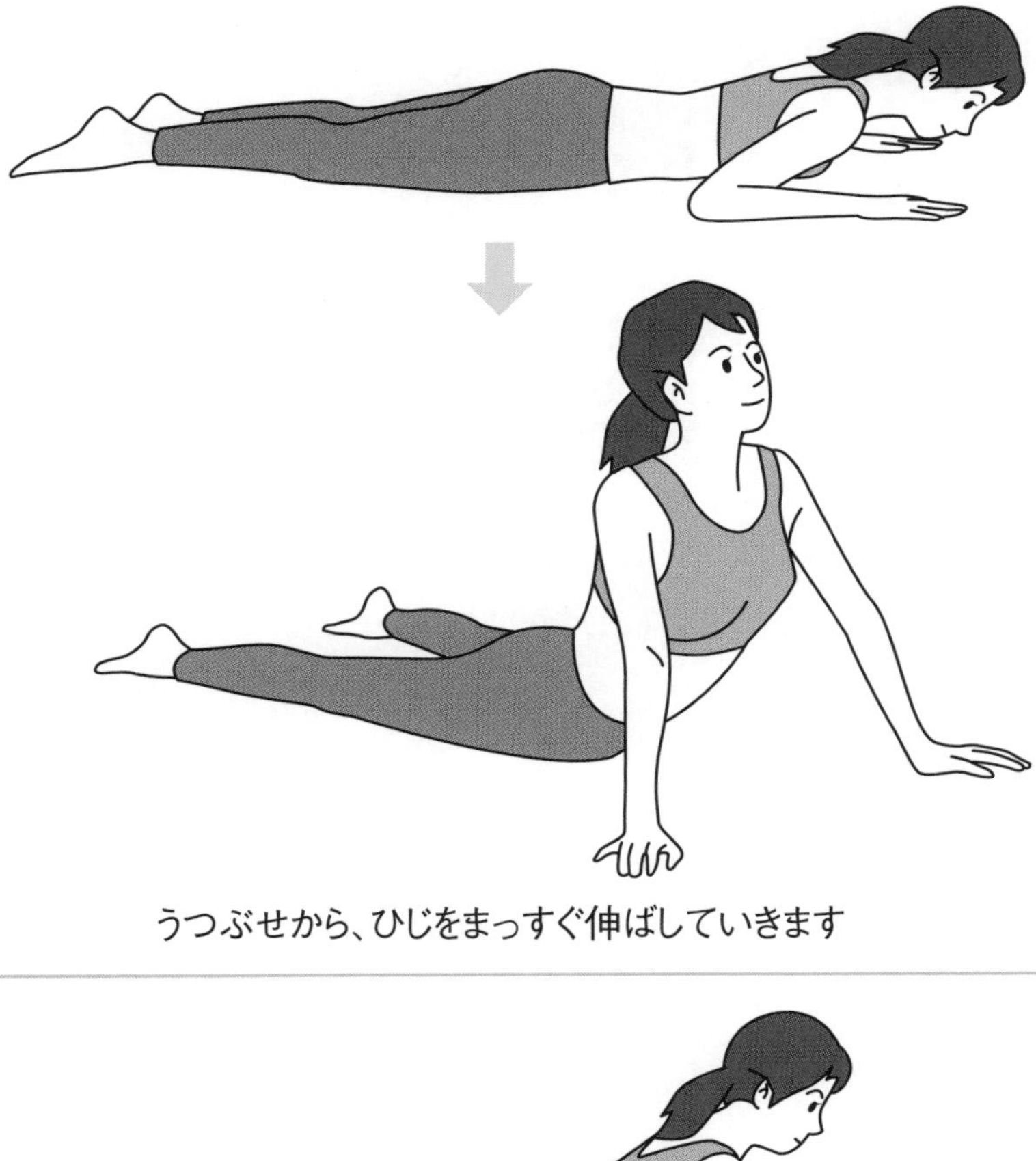

うつぶせから、ひじをまっすぐ伸ばしていきます

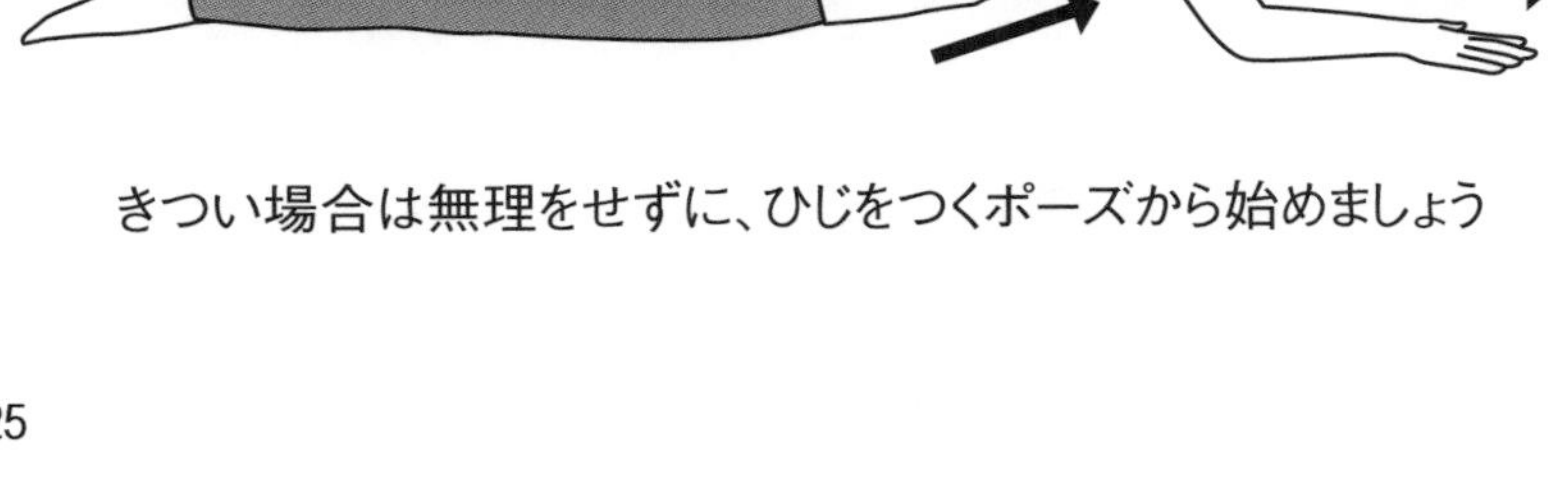

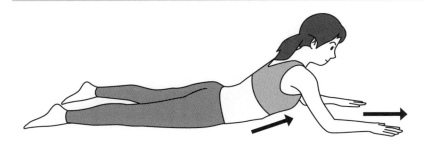

きつい場合は無理をせずに、ひじをつくポーズから始めましょう

日常生活での2つのチェックポイント

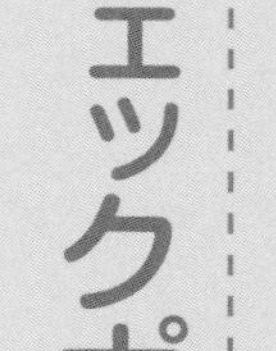

日頃のケアを怠《おこた》ると、体は年とともに硬くなります。ここで紹介したチェック方法以外にも、日常生活の中で、体の硬さに気づくポイントを2つ挙げておきましょう。

●つまずくことが多くなった

つまずく、歩いていてちょっとした段差や凹凸《おうとつ》にひっかかる、ということは、足が十分に上がっていないということです。

年齢とともに**腸腰筋などの筋肉が硬くなると、自分で思ったほどには足が上がっていないこと**があります。そうすると、思わぬところでつまずきます。その意識のズレがポイントです。

歩いていてうっかりつまずくことが多くなった、自分でも意外なところでつまずくことがある、という人は、気づかない間に体が硬くなっている可能性があります。

●歩くスピードが遅くなった

ウォーキングを健康のために取り入れている人も多いと思います。ただし、ウォーキングは、量より質が大切です。

よく「毎日1万歩、歩きましょう」などといわれますが、そんなにたくさん歩かなくても、質のよい歩き方なら3000歩程度で十分な場合もあります。

ウォーキングの質とは、歩幅とスピードです。しっかり歩幅を広げて（小股《こまた》にならないよう）、サッサッと早足で歩くのが理想です。しかし体が硬くなると、このような歩き方が難しくなります。

腸腰筋が硬くなると、足が前に出にくくなるので、歩幅が小さくなります。足を前に出す筋力、地面を蹴《け》る筋力が弱くなっていると、大きく踏み出すことができません。

外出したときに、歩く速さを気にしてみましょう。同じように歩いているように見えるのに、周りの人よりも遅い。がんばって足を伸ばさないとついていけない。そう感じたら、体が硬くなっている可能性があります。

座り方が悪いと、体が硬くなる？

〈ミニ知識①〉

体が硬いか、やわらかいか。それはその人の姿勢を見ているとよくわかります。例えば、悪い座り方をしていると、一部の筋肉に余計な負担がかかって緊張し続け、血流の悪化やこわばりの原因になることがあります。まずは日頃の姿勢をチェックしてみましょう。

悪い座り方の例

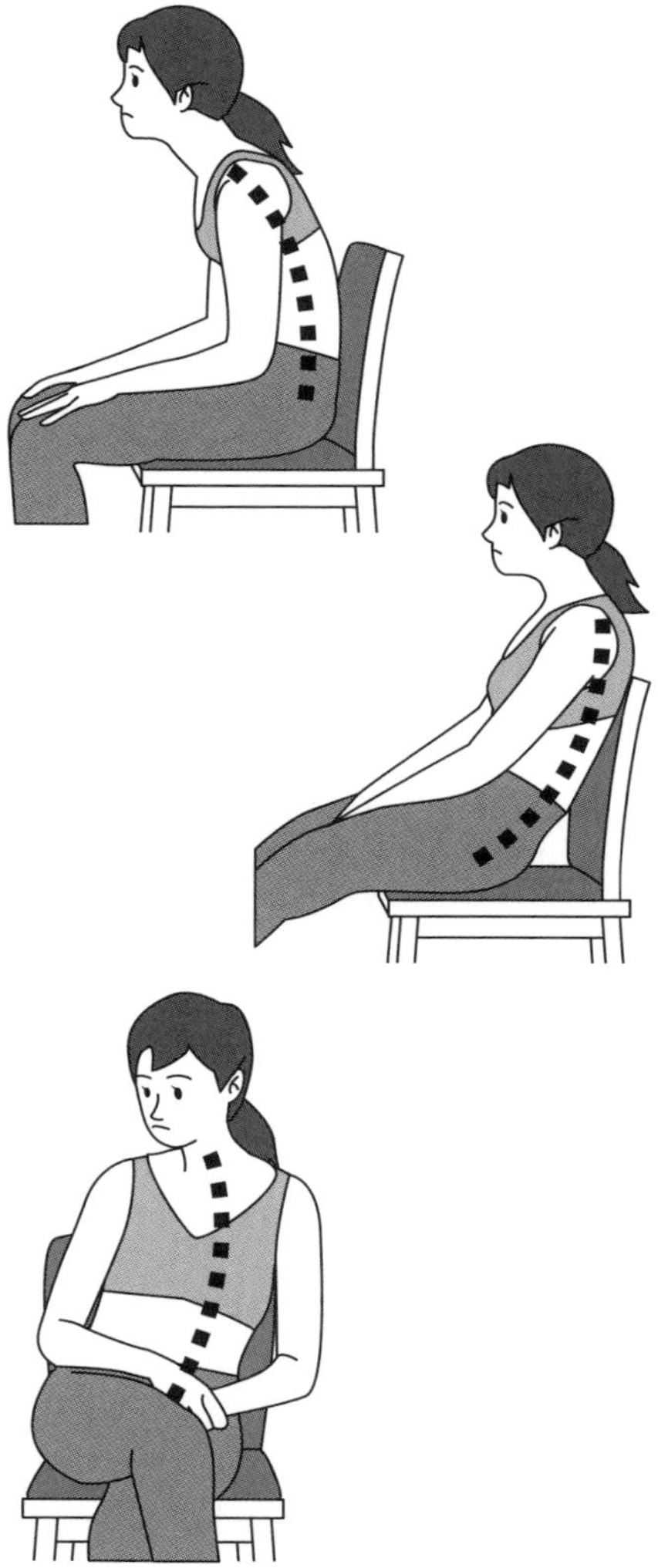

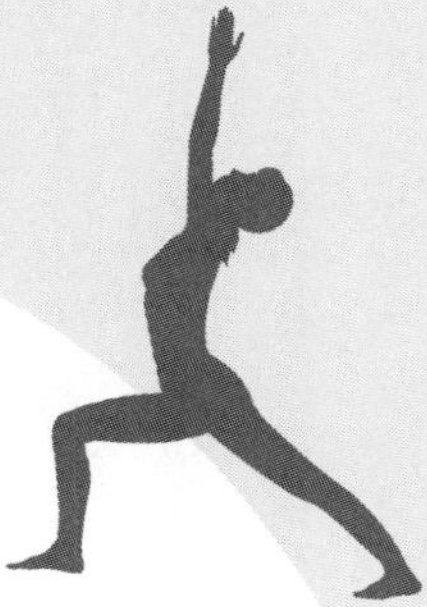

1章

体が硬いから、血流が悪くなる！

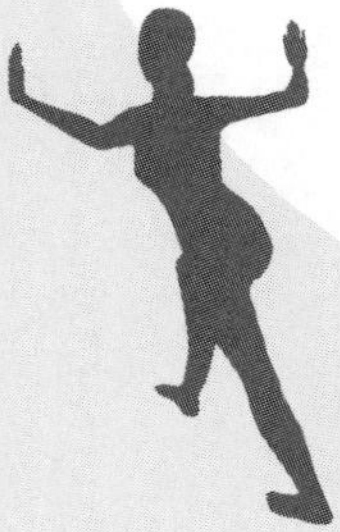

「体が硬い」とはどういうことか？

主動筋と拮抗筋①

「体が硬い」ということを、もう少し深く理解するために、主動筋《しゅどうきん》と拮抗筋《きっこうきん》の話をしましょう。

当たり前のことですが、関節には筋肉がつながっていて、曲げたり戻したりすることができます。例えばひじを曲げるときは、上腕《じょうわん》二頭筋《にとうきん》という筋肉が収縮して引っ張ります。すると、裏側の上腕三頭筋は伸ばされます。このとき、上腕二頭筋が主動筋で、上腕三頭筋が拮抗筋です。

反対に腕をまっすぐに戻すときは逆に、上腕三頭筋が引っ張って、上腕二頭筋が伸ばされます。このときは上腕三頭筋が主動筋で、上腕二頭筋が拮抗筋です。つまり、**筋肉（主動筋）にグッと力をいれて引っ張ると、必ず反対側の筋肉（拮抗筋）が伸ばされます。**

このとき、拮抗筋が硬くなっていると、いくら主動筋ががんばって関節を曲げようとしても、反対側の拮抗筋が伸びなければ、それ以上は曲がりません。動きをブロックしてしまいます。これが体が硬い人の状態です。

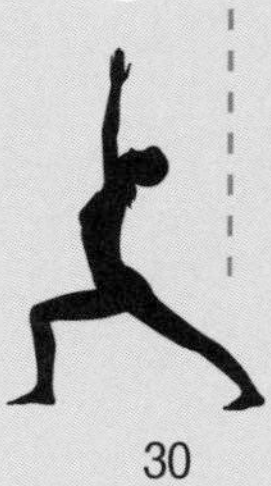

対に機能する上腕二頭筋(上側)と上腕三頭筋(裏側)

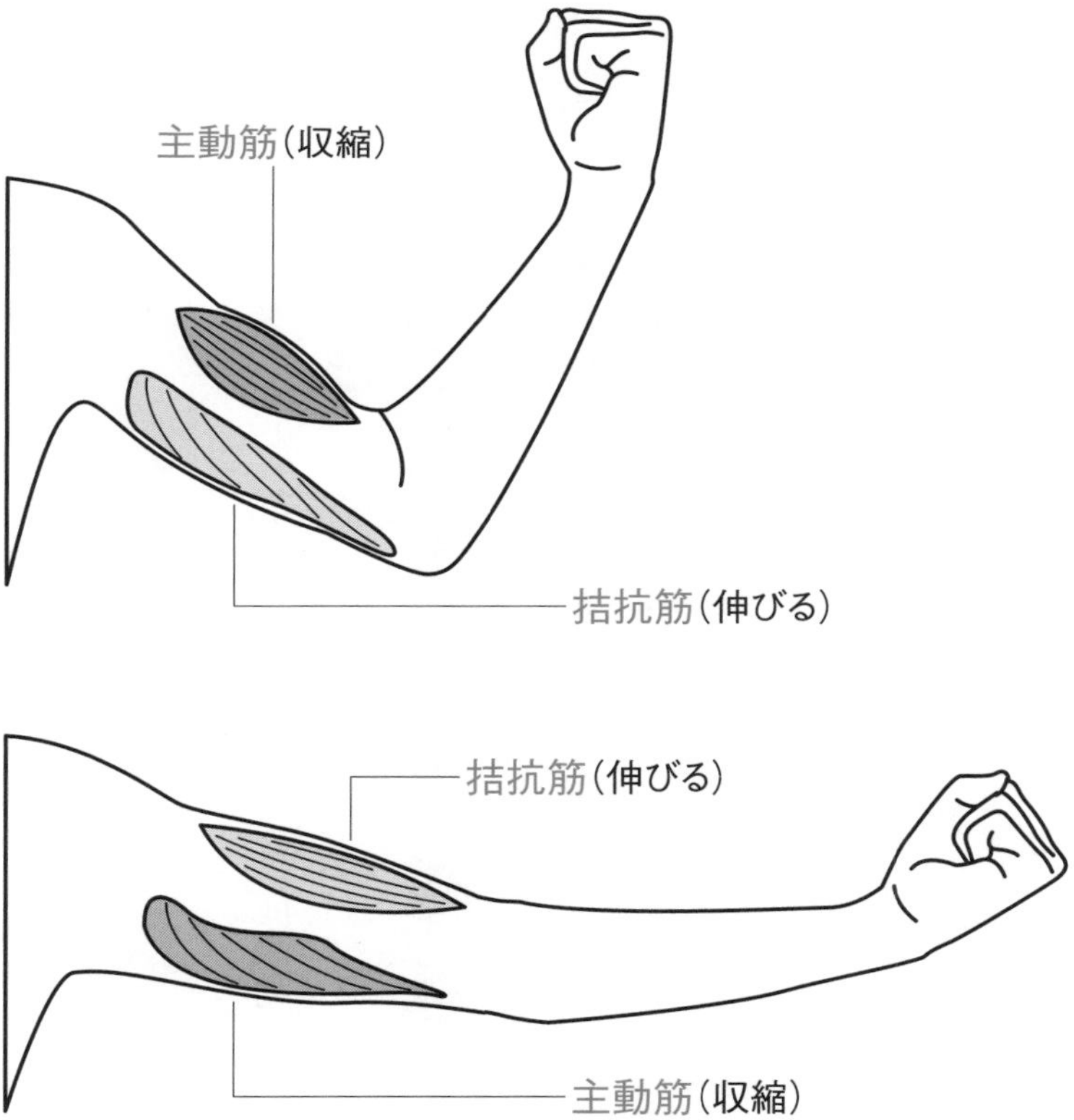
主動筋(収縮)
拮抗筋(伸びる)
拮抗筋(伸びる)
主動筋(収縮)

曲げるときに伸びるべき筋肉が硬いと、それ以上曲がりにくくなり、
体の「硬さ」の原因になる

体が硬いと「疲れやすく」なる

主動筋と拮抗筋②

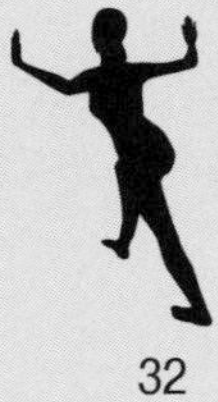

主動筋が収縮して関節を動かそうとしても、反対側の拮抗筋が動きをブロックしようとしたら、主動筋にさらに力をいれて引っ張らなければならなくなります。つまり、体の硬い人は、体のやわらかい人に比べて、**同じ動作をするにも余計なエネルギーが必要になる**のです。

そもそも、体が硬いと、**本来使わないはずの筋肉を使わなくてはならなくなります。**16ページで紹介した、立ったまま靴下をはく動作を思い出してください。体がやわらかい人は、足をすっと胸元まで上げて簡単にできる動作です。

体が硬いと、前かがみの状態で静止しながらバランスをとることになるので、いろいろな筋肉を使って体勢を維持することになります。靴下をはくだけでかなりの体力を消耗《しょうもう》してしまいます。エネルギー効率が悪いのです。

そのため、日常生活の中でちょっとした作業をするだけで、すぐに疲れて息が上がってしまう、ということになりかねません。

片足立ちで靴下をはけない人は…

拮抗筋が伸びない
（筋肉が硬い）

↓

主動筋に（無理に）力をいれて伸ばすことになる

関節の可動域が狭い
（関節が硬い）

↓

体のバランスをとるために余計な力が必要になる

↓

「座らないと靴下をはけない」など、体が硬い人は体が疲れやすくなる

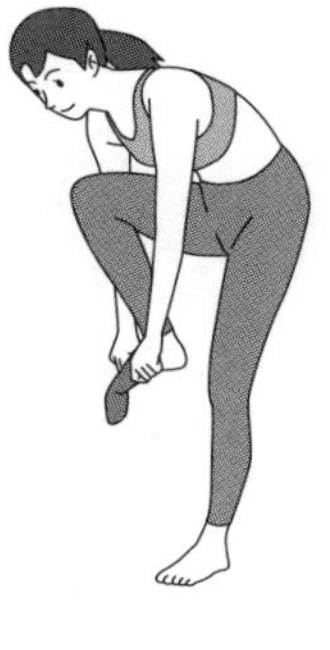

体が硬いと、思わぬところに「負担がくる」理由

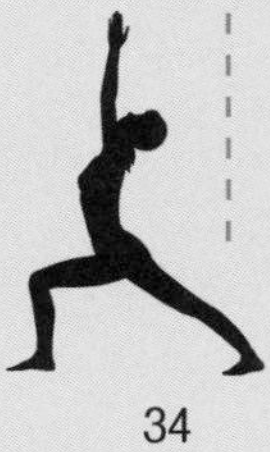

前項で「体が硬いと本来使わない筋肉を使わなければならなくなる」と説明しましたが、そもそも私たちが日常おこなっているさまざまな動作は、１つの筋肉だけを使うことは稀《まれ》で、たいていはいくつもの筋肉が連動して動いています。

そして、それぞれの筋肉は後述する「ファシア」という全身を覆《おお》う膜のような組織でつながっています。

体は個々の部品の組み合わせではなく、全体で機能するからこそ、複雑な動きもなんなくできるわけです。

体が硬くなっていると、この連動がうまくいかなくなります。そのため、**ある部位のこりや歪《ゆが》みが、まったく別の部位の不調になって表れるということもあります。**

例えば、腰痛で医師に診《み》てもらったがなかなか原因がわからない。よく調べてみたら原因は変形性股関節症《へんけいせいこかんせつしょう》だった、あるいは、どうしても治らない腰痛の原因が、ハムストリングス（太ももの後ろ側の筋肉）の固さによる骨盤の傾きだったということもよくあるのです。

例えば「猫背」の人が発症するかもしれない症状は？

肩こり・首の痛み・頭痛・慢性腰痛・逆流性食道炎・便秘・変形性脊椎症、さらに脊柱管狭窄症《せきちゆうかんきようさくしよう》（脚に痛みやしびれが起きる）になる可能性が…

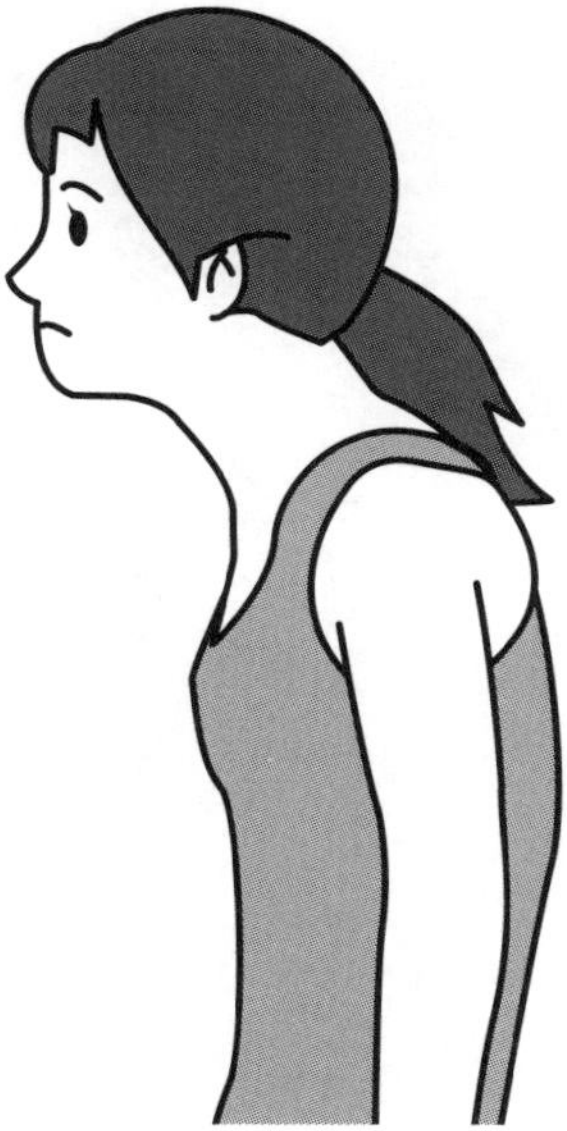

人体は全身を覆《おお》う組織（ファシア）でつながっている

硬い部位から想像しにくい意外な症状が発症したり、症状の原因が意外に思える部位にあったりすることがある

体が硬い人が陥りがちな「悪循環」とは

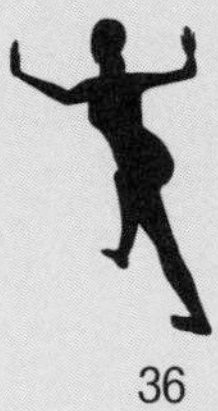

体の硬さが原因で疲れやすくなり、かつあちらこちらに不調が表れてくると、体を動かすこと自体に負担を感じるようになります。

そうなると**体を動かすことが億劫《おっくう》になり、運動量も減っていく**でしょう。

その結果、余計に体が硬くなるという悪循環に陥りがちです。

そもそも運動不足の人が一念発起《いちねんほっき》して新たな運動を始めても、体がしんどくて続かない、というのはこういう理由もあるのです。

さらに、体が硬いと関節の可動域が狭くなるため、筋肉を大きく動かすことがなかなかできません。

そのため、基礎代謝《きそたいしゃ》が下がってしまい、消費するエネルギーも少なくなってしまいます。

つまり、**硬い体は「痩《や》せにくい体」ということができます。**

とくに、気を緩《ゆる》めると贅肉《ぜいにく》がつきやすい中高年になったら、体の硬さはメタボへの入り口になりかねません。

体がどんどん硬くなる悪循環

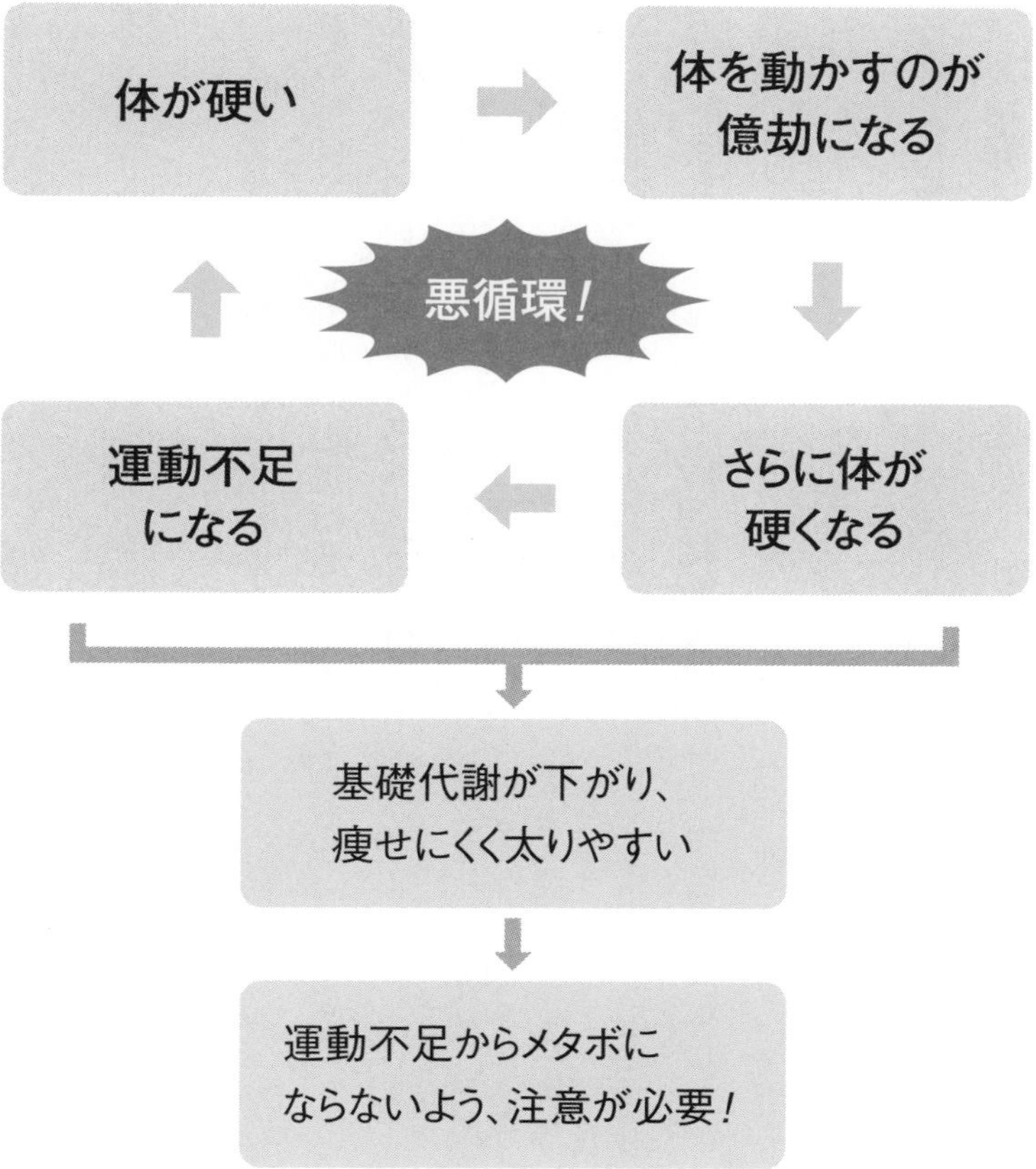

大きな問題は「血流が悪くなる」こと

静脈に働く5つの力

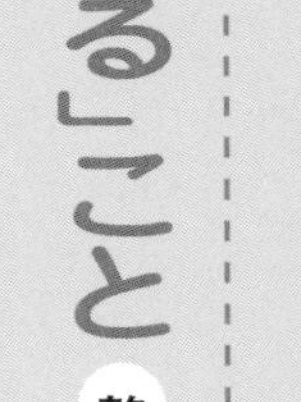

体が硬いことの大きな弊害《へいがい》に、血流が悪くなることがあります。動脈の血流が心臓から押し出されるのに対し、静脈の血流は5つの力で押し出されます。

・筋肉が収縮して押し出す力**（筋ポンプ作用）**。

・息を吸うと胸郭《きょうかく》が開いて横隔膜《おうかくまく》が下がり、胸腔《きょうくう》内の陰圧が増大して壁が薄く柔軟な下大《かだい》静脈《じょうみゃく》は拡大します。さらに腹圧が上がり腹部の大きな静脈を圧迫し、腹腔《ふくくう》内圧と平衡に保たれている腹腔内の下大静脈から血液が中枢《ちゅうすう》へ移動します**（呼吸ポンプ作用）**。息を吐くと圧迫が解除され、血液の中枢への動きが腸骨や下肢《かし》へと伝播《でんぱ》して、末梢《まっしょう》静脈血は中枢に向かって引き上げられ、血流を吸い上げる力が働きます**（スポイト作用）**。

・動脈血が流れ込んで押し出す力**（ところてん作用）**。

・高いところから重力によって下に流れる力。

体が硬いと**胸郭は開きにくくなり**、「呼吸ポンプ作用」さらに「スポイト作用」も弱まってしまいます。

静脈の血流による作用

★ 筋肉が収縮する
⇒筋ポンプ作用

★ 息を吸う（呼吸）
⇒呼吸ポンプ作用

★ 息を吐く（呼吸）
⇒スポイト作用

（以上3つ→）体が硬いと働きにくくなる

★ 動脈血が流れ込む
⇒ところてん作用

★ 重力で上から下に流れる力

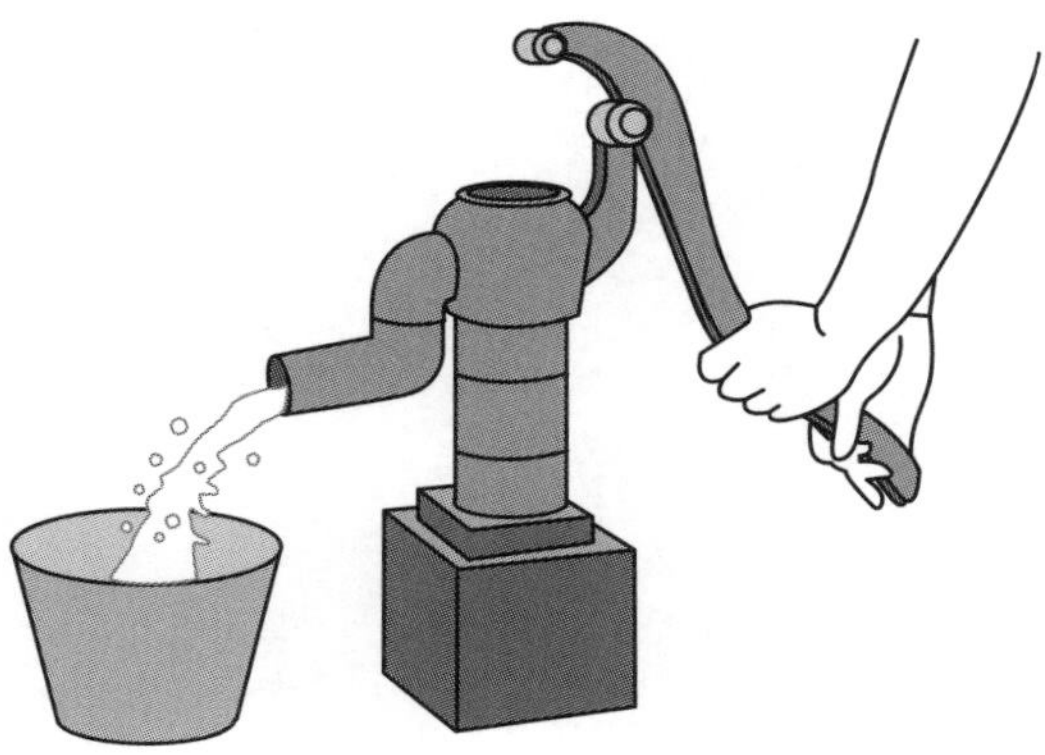

ふくらはぎの筋肉は「第二の心臓」

筋ポンプの仕組み

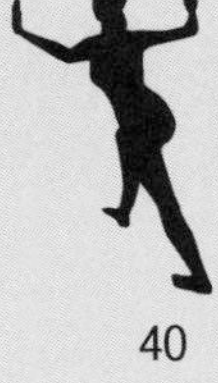

筋ポンプ作用について、もう少し詳しく説明しましょう。
静脈は、動脈のように心臓の力が働いていないので、前述した5つの力で緩やかに流れています。このうちとくに重要な力が、筋ポンプ作用です。
運動をすると筋肉が伸びたり（弛緩《しかん》）縮んだり（収縮《しゅうしゅく》）して、隣接《りんせつ》した静脈を圧迫したり緩めたりします。静脈には、逆流をふせぐための静脈弁があります。筋肉が静脈を押すことによって、血流を押し出すポンプのような役割を果たすのです。

この筋ポンプ作用は全身で働いていますが、とくによく知られているのはふくらはぎです。**ふくらはぎには腓腹筋《ひふくきん》とヒラメ筋という重要な筋肉があり**、強力な筋ポンプ作用で足元から心臓に向けて静脈血を押し上げています。この筋ポンプは**「下腿《かたい》ポンプ」とも呼ばれ、第二の心臓といわれています。**

全身の筋肉が硬くなると、この下腿ポンプはもちろんのこと、全身の筋ポンプ作用の働きが悪くなり、血流が悪くなる要因になります。

筋ポンプ作用とは

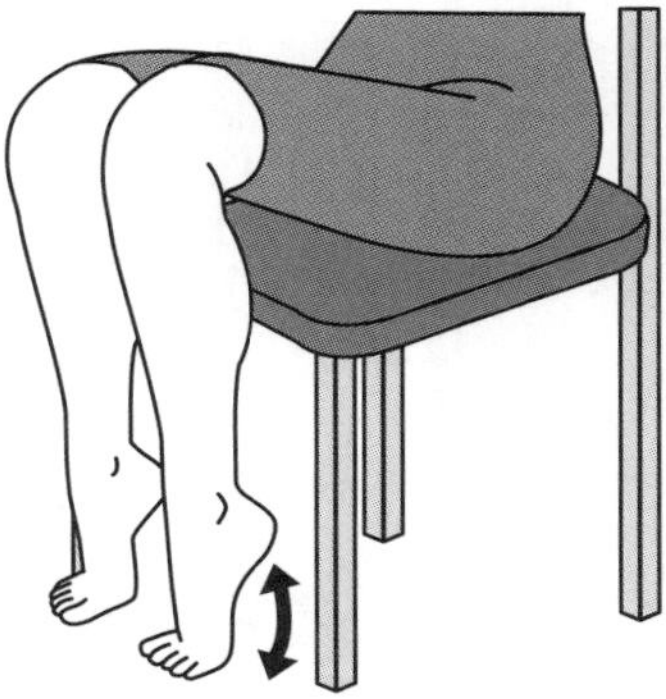

図はかかとを上下する動作ですが、かかとを地面につけてつま先を上下させる動作も効果的です。その場合、前脛骨筋《ぜんけいこつきん》が収縮し、逆に腓腹筋が引っ張られます。その際、強く引っ張られた腓腹筋により血管（静脈）は押しつぶされ、血流は促進されます。

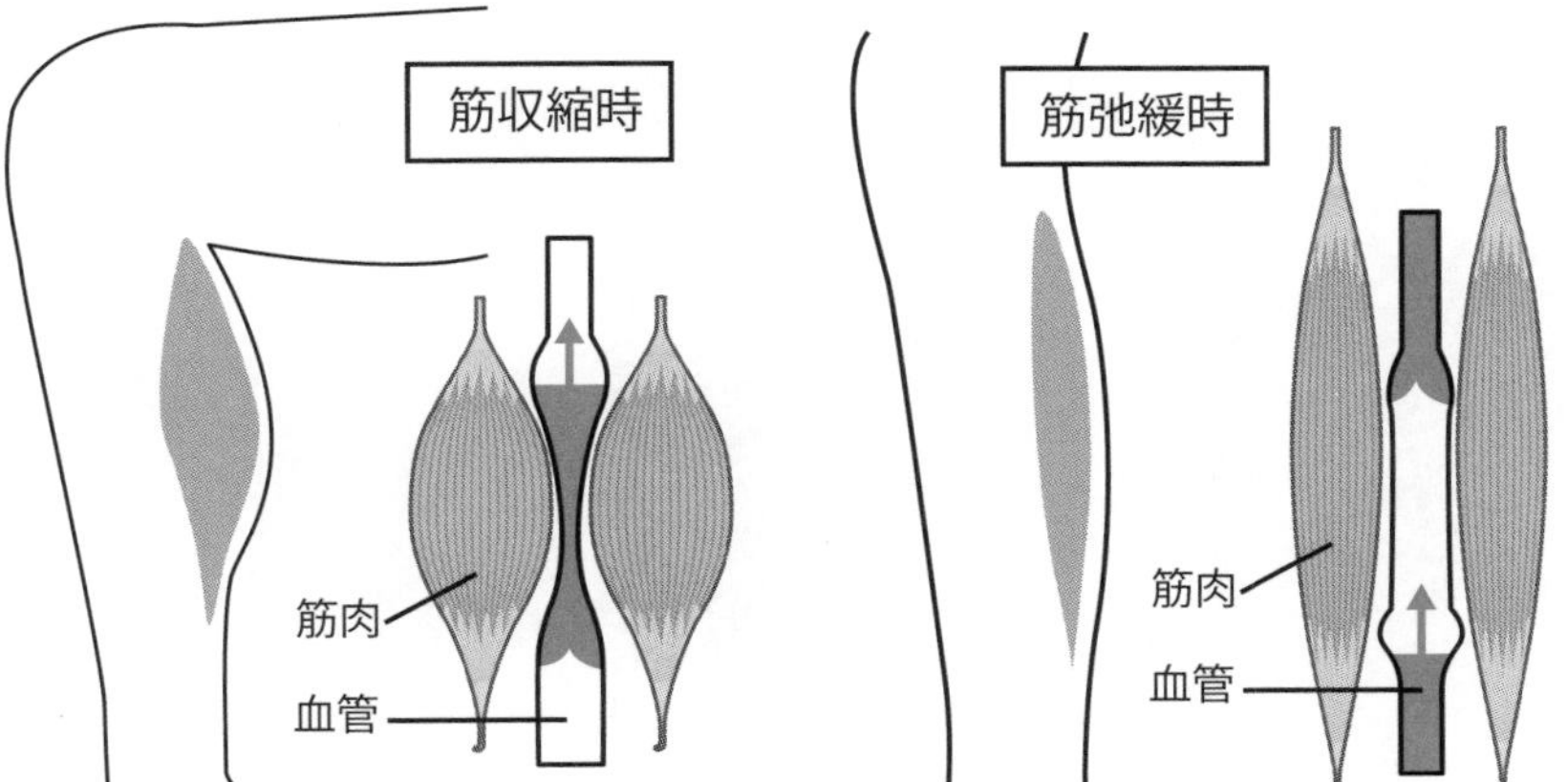
筋収縮時
筋肉
血管
血流が心臓方向に強く送られる
筋弛緩時
筋肉
血管
弁が閉鎖して血液の逆流を防ぐ

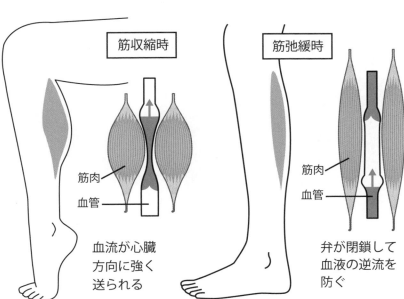

胸とお腹に働く血流の力

呼吸ポンプとスポイト作用

静脈の流れを作り出している5つの力の中に、「呼吸ポンプとスポイト作用」がありますが、これもまた**体の硬さに影響を受ける可能性があります。**

呼吸ポンプの仕組みはこうです。大きく息を吸うと胸郭が広がります。同時に肺が膨らんで、横隔膜が下がり腹圧が上昇します。その結果、腹部の大静脈を圧迫します。

一方、胸腔内の陰圧上昇により胸部の大静脈は拡大します。息を吐くと圧迫されていた静脈が緩みます。筋ポンプと同じように、静脈を押したり緩めたりすることで血流が促されます。

もう1つのスポイト作用とは、腹腔内圧と平衡に保たれていた腹腔内の下大静脈から血液が中枢へ移動します。息を吐くと圧迫が解除し、末梢静脈血は中枢に向かって下から引き上げられ血流を吸い上げる作用です。

実際、足の静脈をエコー（超音波検査）で見てみると、深呼吸によって大きく血流が促進されることがわかります。

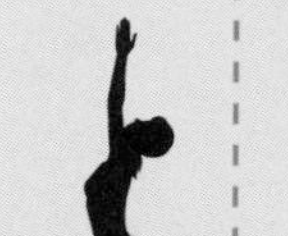

呼吸ポンプとスポイト作用の仕組み

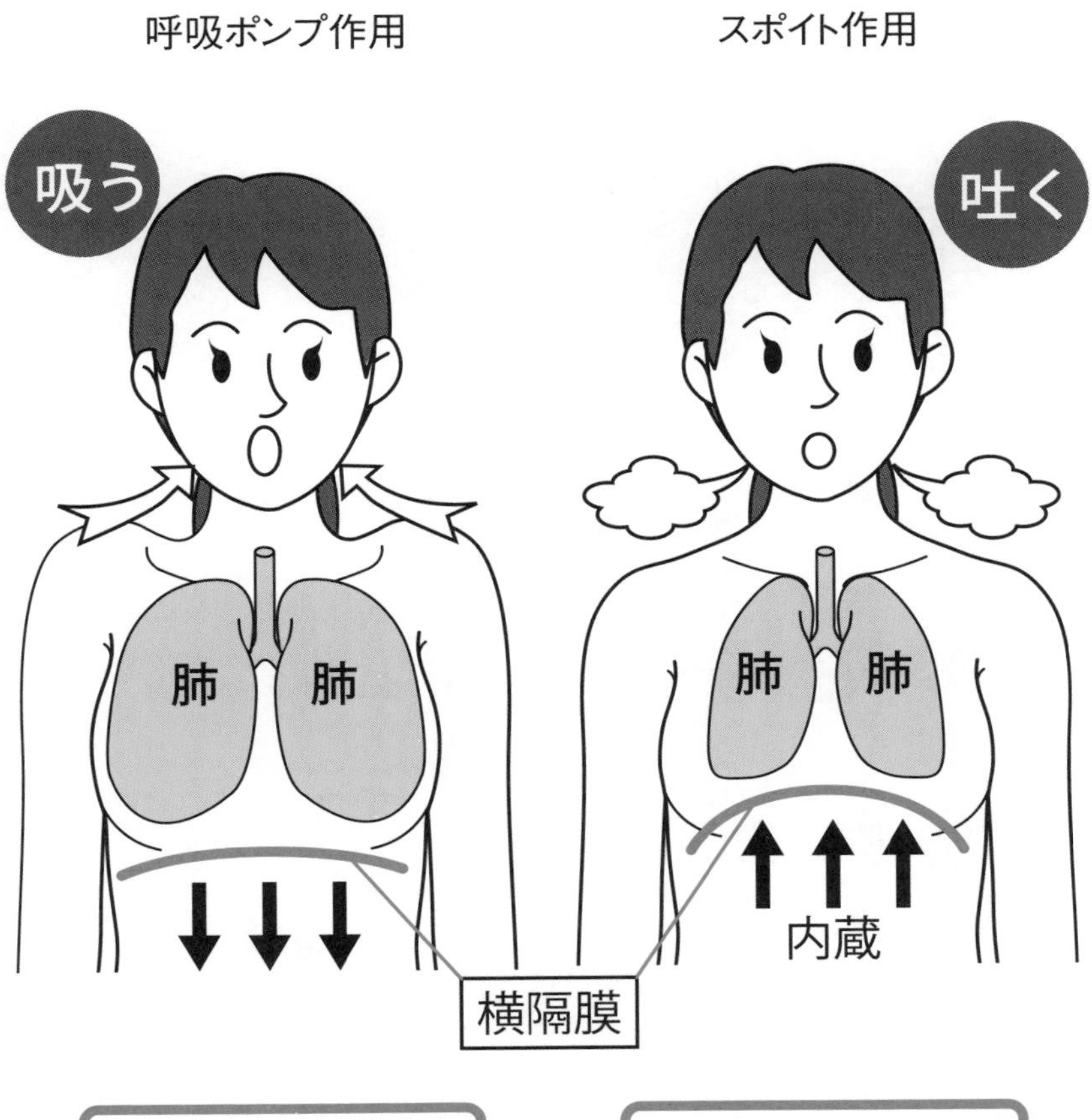

深い呼吸には、しなやかな上半身が大切

胸郭と筋肉

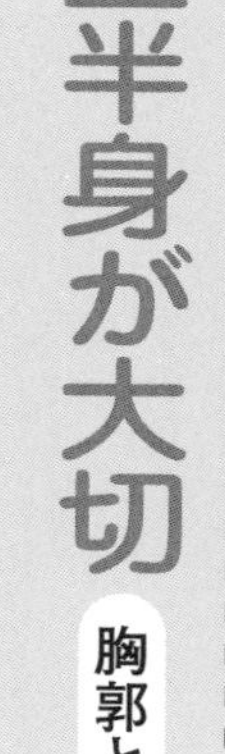

体が硬いと、前項で説明した「呼吸ポンプとスポイト作用」が効果的に働かなくなる可能性があります。とくに上半身がかたまって猫背になっている人は要注意です。胸郭のまわりの大胸筋《だいきょうきん》や小胸筋、肋骨《ろっこつ》の間にある肋間筋《ろっかんきん》、さらには肩甲骨の周りの筋肉が硬くなると、胸郭が開きにくくなってしまうからです。

もちろん、胸郭が開かなくても腹式呼吸もできるので、息が苦しくなったり、病気になったりすることはありません。

しかし、**深い呼吸がしづらくなると、**呼吸ポンプやスポイト作用の効果が弱くなり、**健康を維持するためにはマイナスです。**

上半身をやわらかく保ちながら、ときどき深呼吸をして呼吸ポンプとスポイト作用をしっかり作動させることで血流がアップします。

また、それに伴って自律神経が副交感神経優位になり、血管が広がり、より血流アップにつながります。

上半身のやわらかさと深呼吸が大切な理由

上半身がかたまって猫背になっている人

↓

胸郭(心臓を包み込んでいる一連の骨)が開きにくい

↓

深い呼吸がしにくくなる

↓ (それがすぐに病気に直結するわけではないが…)

血流が悪くなる

(新鮮な酸素や栄養分が、隅々にいきわたりにくくなる)

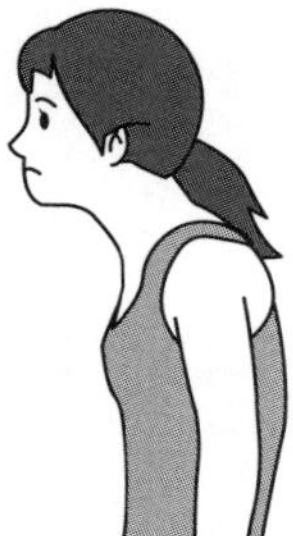

〈ミニ知識②〉

動脈と静脈の働きの違い

動脈と静脈、〝行きと帰り〟の違いはあるものの、血液を運ぶという意味では同じようなものと思っていないでしょうか。じつは動脈と静脈は仕組みも構造もずいぶん違っていて、医学的には明確に区別されています。

動脈は心臓のポンプ作用で新鮮な血液が送り込まれてくるので、血圧も安定していて、血管壁も弾力があります。一方、静脈は前述したように5つの仕組みで流れを作り出していて、血圧は弱く、そのため逆流しないように静脈弁が備わっています。

また静脈には、動脈とつながって血管の一部として、体中の二酸化炭素や老廃物を回収して、再びきれいにするために肺、肝臓などに運ぶという重要な仕事があります。

静脈血が戻ってこなければ動脈血も送り出せません。

動脈と静脈、どちらも欠かすことができない存在という意味で、静脈も、もう少し注目されてよいのではないかと思っています。

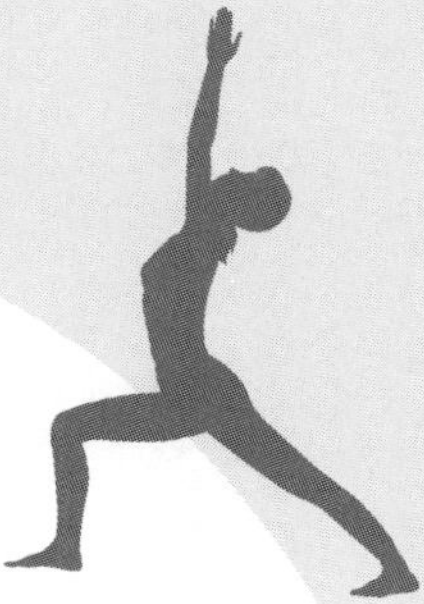

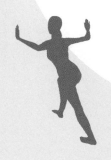

2章 体の硬いところから「不調のリスク」がわかる!

転倒リスク

チェック2・3・6・7ができなかった人

「日常生活での2つのチェックポイント」として挙げたように（26ページ）、体が硬いと転倒してケガをするリスクが高くなります。

これは、**腸腰筋《ちょうようきん》が硬くなることで足が十分に上がらない、ふくらはぎの腓腹筋《ひふくきん》が硬くなることでつま先が十分に上がらない**、ということが重なって、自分が思った通りには足が上がっていないことが原因です。

また、立ったまま靴下をはく動作（16ページ）でもわかる通り、**体が硬くなるとバランスを崩しやすくなります**。ちょっとしたつまずきからよろけて、転倒してしまうことがあります。

とくに高齢になるほど、骨ももろくなっているので、**小さな転倒でも骨折につながりかねません**。高齢での骨折は、若い頃のようには治りにくいので、とくに注意が必要です。骨折がきっかけで運動量が減り、よけいに体が硬くなってしまうという悪循環にも陥りかねません。

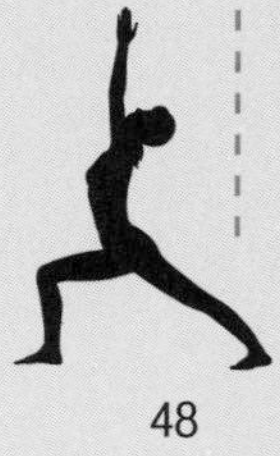

自宅で転倒しやすい場所は?

自宅内の各場所で転倒した人数(195人中)

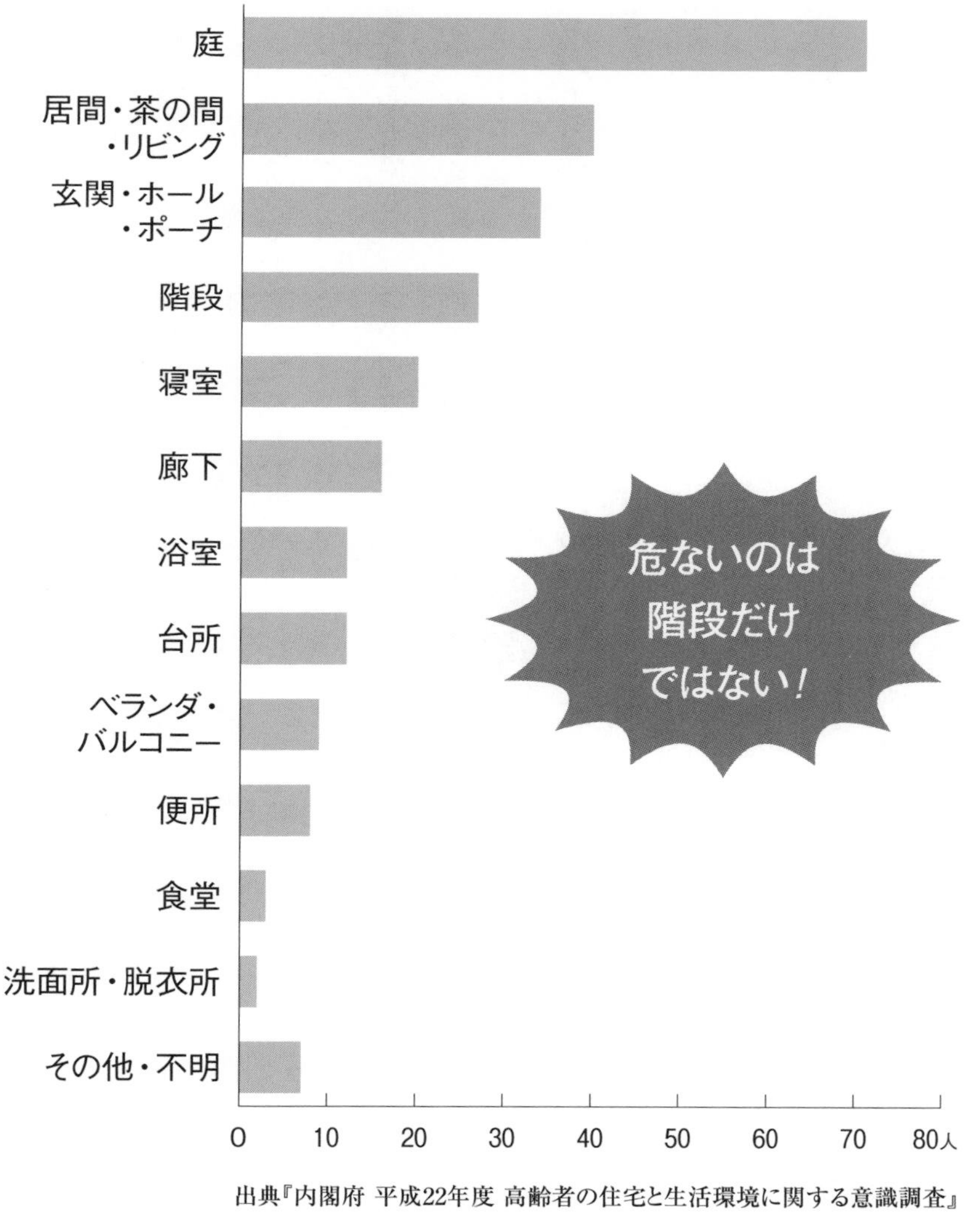

出典『内閣府 平成22年度 高齢者の住宅と生活環境に関する意識調査』

肩こり

チェック1・4・5・6ができなかった人

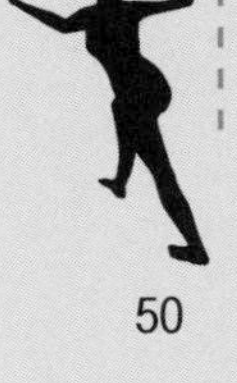

肩こりは、同じ姿勢を続けることで筋肉が硬くなってくると、起こりやすくなります。とくに、座っているときの姿勢がポイントです。

最近はご高齢の方でもパソコンを長時間操作するという方も多いと思います。パソコン操作でありがちなのが、つい画面に目を近づけて、あるいはひじをついて前かがみになる姿勢です。

一般に、人の頭の重さは体重の約10％といわれています。体重60キロなら約6キロ。ボウリングの球の重さと同じくらいです。背中をまっすぐにしているときは、これを背骨の上にのせて支えています。

しかし、**前かがみになると、頭が前に倒れている分、首の後ろの筋肉でつねに頭を吊り上げている状態になります。**

このままの姿勢を続けていると、**筋肉が硬くなり、血流が悪くなって疲労物質がたまりやすくなります。**そうなると、肩のこりや痛みにつながります。

筋肉が硬くなることで肩こりも起きやすくなる

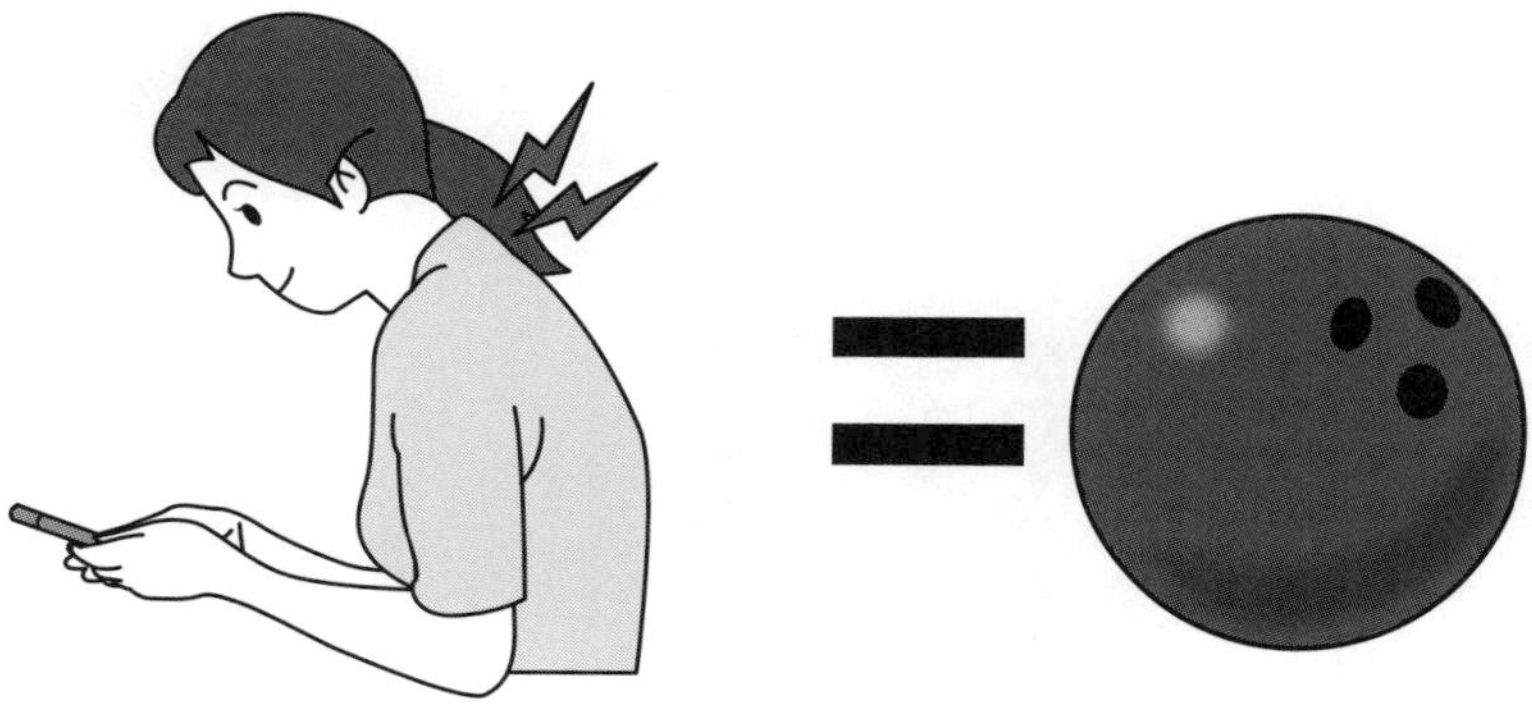

頭の重さはボウリングの球の重さとほぼ同じ

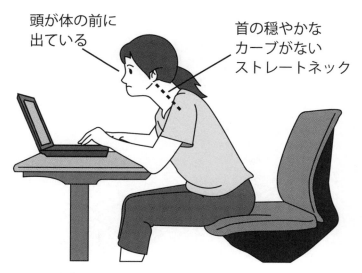

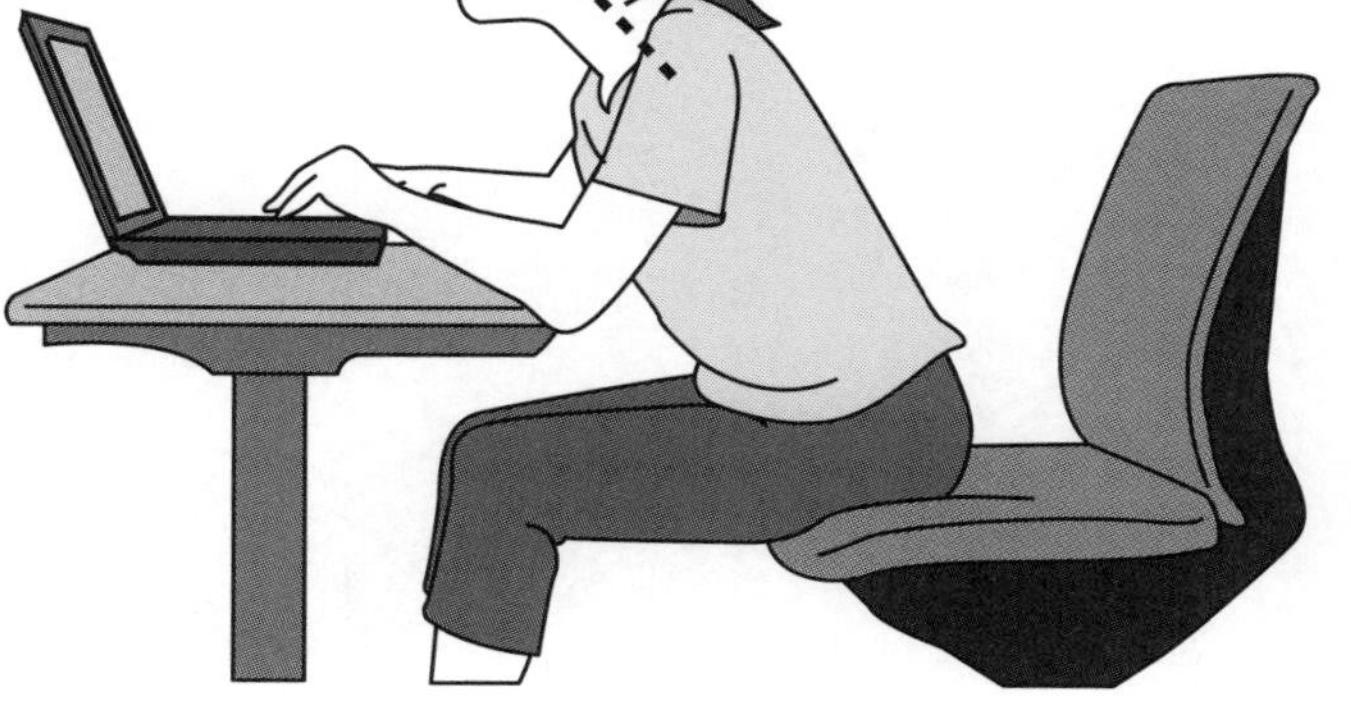
頭が体の前に
出ている
首の穏やかな
カーブがない
ストレートネック

こんな姿勢のパソコン操作が、筋肉を硬くし、血流を悪くする

猫背

チェック1・5・6・7ができなかった人

猫背は、背中が丸まっている姿勢のことをいいます。猫背そのものが病気や体形異常というわけではありません。ただし、その姿勢そのものが体の機能に悪影響を及ぼす可能性は高いのです。

例えば、猫背の状態では胸側の筋肉（小胸筋《しょうきょうきん》、大胸筋）が縮こまって、いわゆる〝巻き肩〟になっていることが多いのですが、そうなると、肋骨《ろっこつ》と肋骨の間の筋肉（肋間筋《ろっかんきん》）も硬くなってしまい、胸郭《きょうかく》が大きく開きにくくなります。

胸郭が開かないと、**肺に十分な空気を取り込むことができずに**、**呼吸が浅くなる**こともあります。

また、猫背のような姿勢の悪さは**肩こり**の原因にもなりますし、首の神経や血流に負担がかかり、**自律神経に悪影響**を及ぼすこともあります。

猫背がさらにすすむと、腹腔を狭め内臓を圧迫するので、**逆流性食道炎の症状を引き起こし**「**胃のむかつき**」や「**胸やけ**」の原因にもなります。

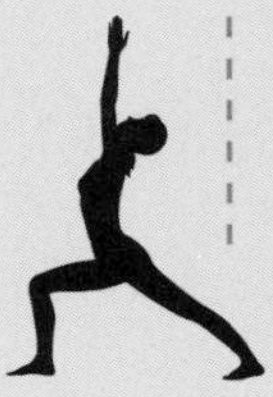

猫背のさまざまなタイプ

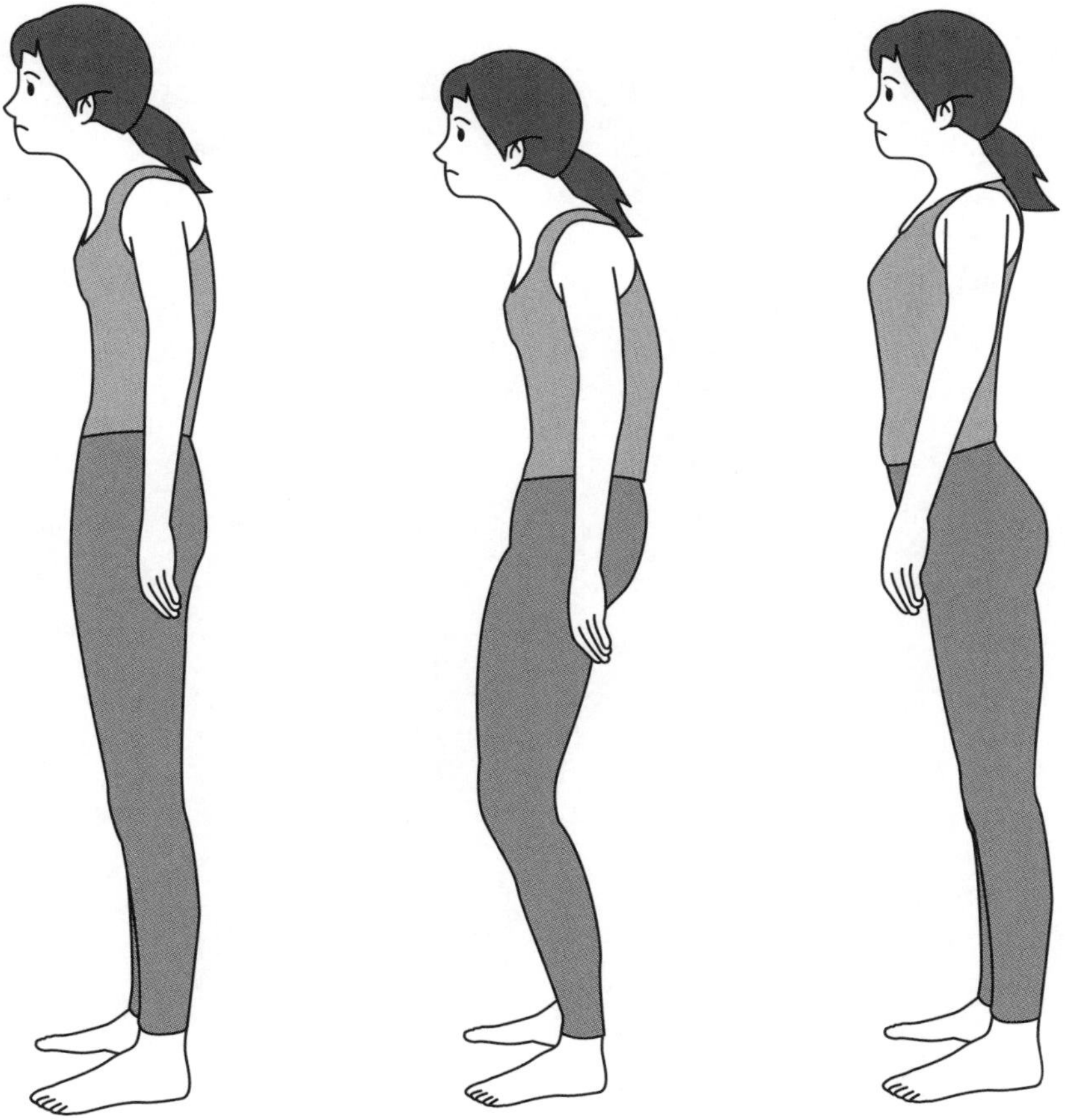

首が前に
出ている

背中から
腰が丸い

腰が反り
お尻が出る

ストレートネック

チェック5・6ができなかった人

最近「ストレートネック」という言葉をよく聞きますが、これも広い意味では猫背のバリエーションといえるでしょう。

ストレートネックとは、首（頚椎《けいつい》といいます）の骨の配列がまっすぐになった状態です。通常、首の骨は中ほどが前に出るかたちで軽く反っています（前弯《ぜんわん》といいます）。ところが前かがみの姿勢を続けると、この骨がまっすぐの状態になってしまいます。

前弯は本来、頭部を支えるための、ある意味でクッションの役割を果たしています。このクッションがなくなってしまうと、首の骨や椎間板《ついかんばん》、靱帯、筋肉などに負担がかかり、**首のこり、頭痛、頚椎症、頚椎椎間板ヘルニアなどを引き起こしかねません。**「スマホ首」も同じ症状を指します。

ストレートネックは、首や肩のこりや痛みだけでなく、慢性化すると**頭痛、めまい、手のしびれなどの症状を引き起こす場合があります。**若者がなるものと思いがちですが、パソコンを操作する高齢者でもなる可能性があります。

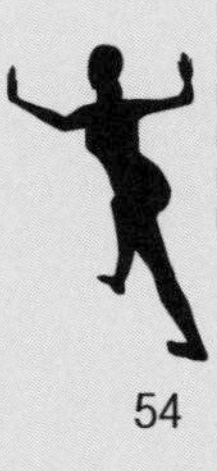

首への負担が大きいストレートネック

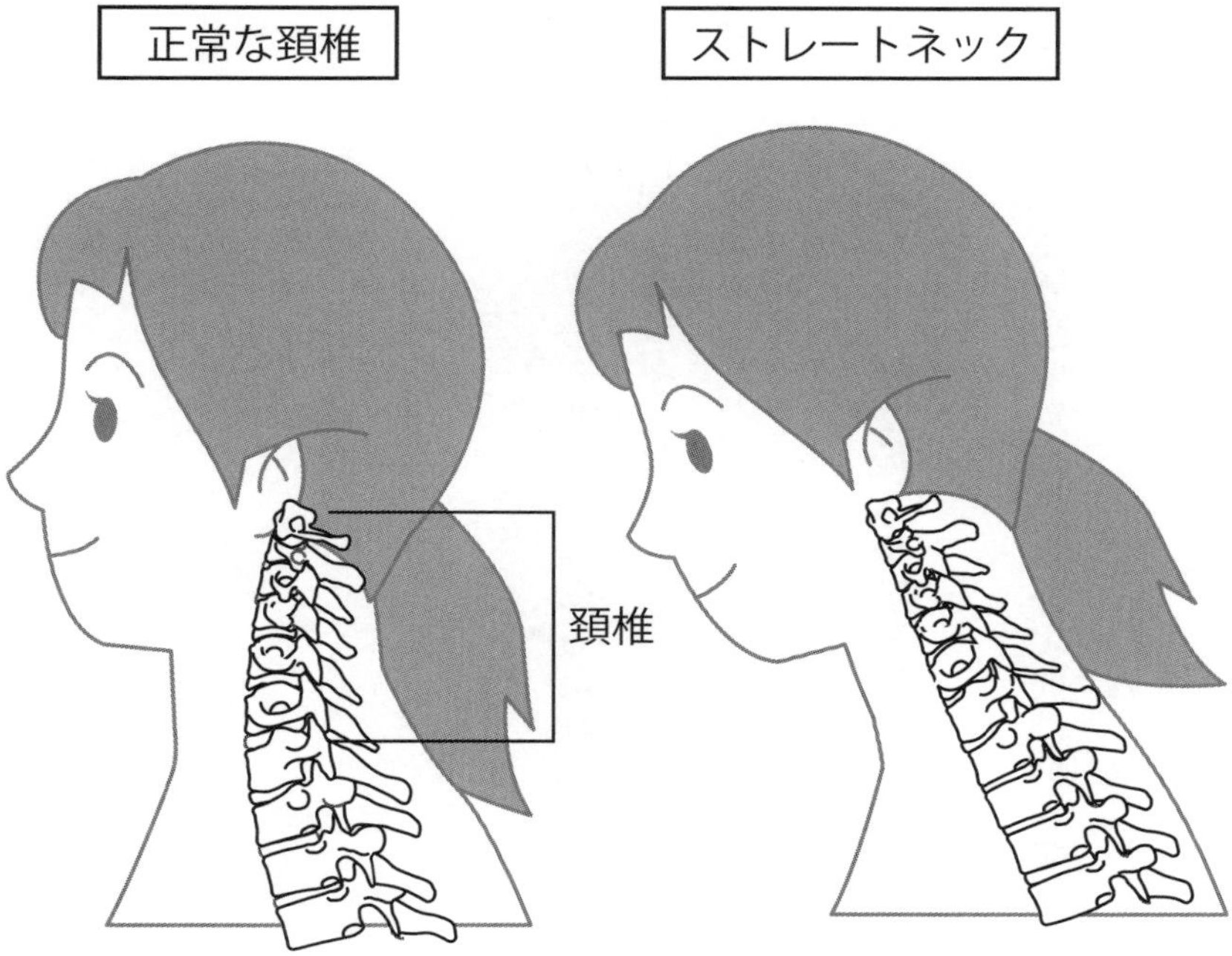

● ストレートネック（スマホ首）は猫背の一種

- 頭の重さを支える首の負担が大きくなる
- こりだけでなく、頭痛やめまい、手のしびれの原因に
- スマホ操作やパソコン作業をする高齢者もなることがある

腰痛（骨盤後傾・反り腰）

チェック2・3・6・7ができなかった人

腰痛の要因はいろいろありますが、長時間同じ姿勢で座っていることが、要因の1つとなる可能性があります。とくに体に負担がかかる座り方を続けていると、一部の筋肉にこりが生じる原因になります。

イスに浅く腰掛けて、背中を丸めて背もたれにもたれかかる、このような座り方がクセになっている人は、骨盤後傾《こつばんこうけい》（骨盤が後ろに傾いている）の可能性があります。

骨盤をまっすぐ立たせた状態で座ると、背すじがまっすぐ伸びた正しい姿勢になります。この状態がもっとも上半身の重さを受け止めやすい、負担の少ない状態です。

骨盤後傾が長期間クセになると、**椎間板ヘルニアや変形性脊椎症《へんけいせいせきついしょう》になるリスクが高まります**。

反対に、姿勢を意識するあまり必要以上に骨盤を前に倒して座る人もいます。この骨盤前傾の状態を反《そ》り腰といいます。反り腰は腰の骨周辺に負担がかかり、腰痛を招くリスクがあります。

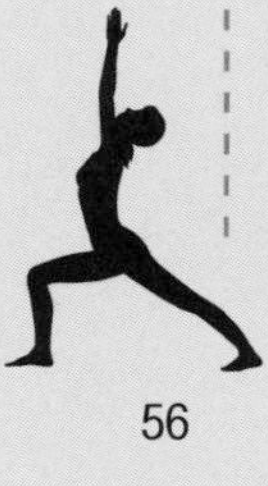

腰痛の原因になりやすい骨盤の傾き

骨盤の前傾　　骨盤の後傾

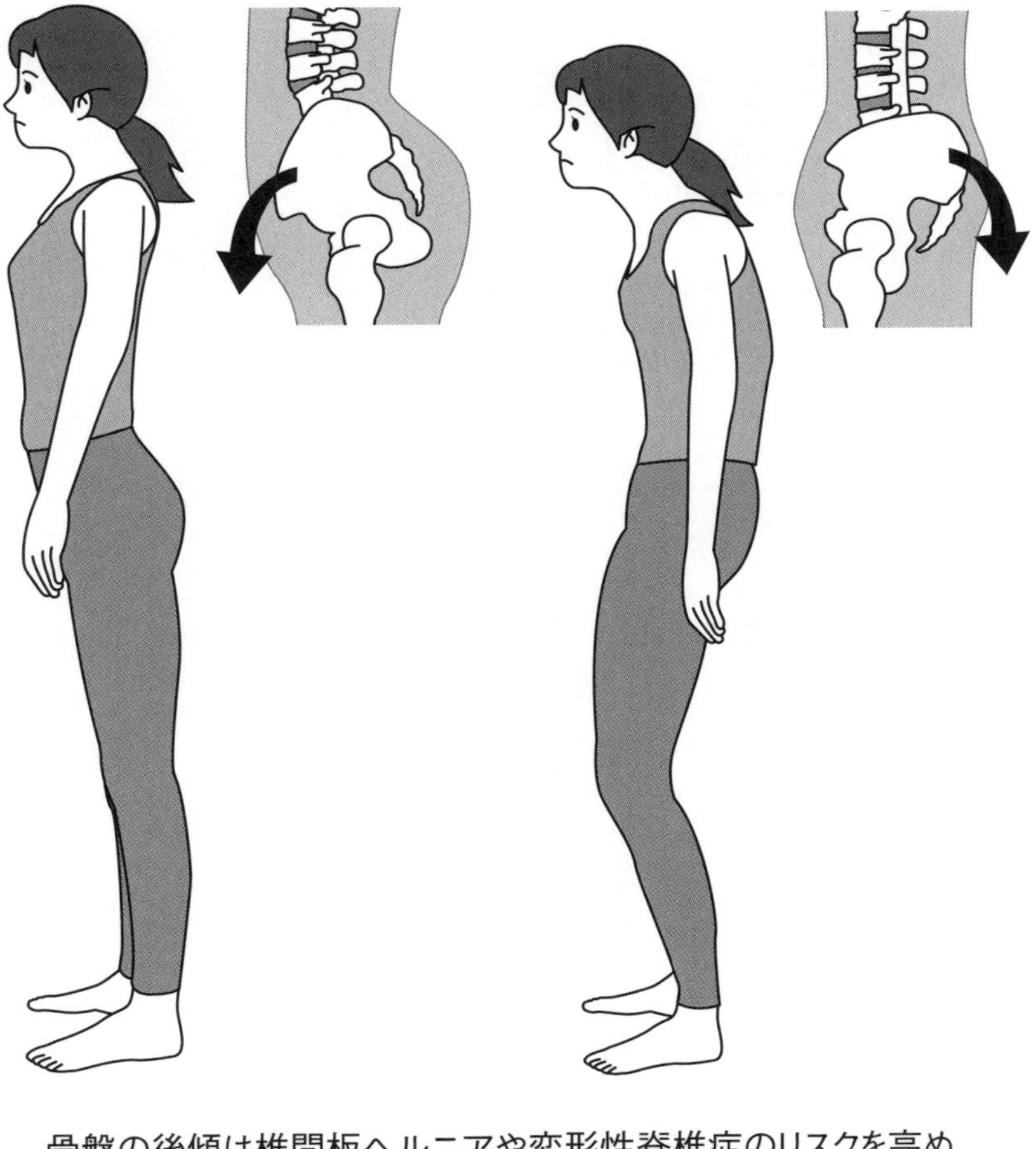

骨盤の後傾は椎間板ヘルニアや変形性脊椎症のリスクを高め、
前傾は腰の骨周辺に負担をかけ、やはり腰痛の原因になりやすい

股関節痛

チェック2・3・6・7ができなかった人

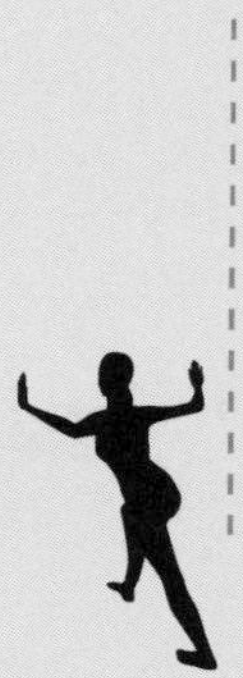

股《こ》関節《かんせつ》は、前後左右に複雑な動きをする人体最大の関節です。股関節の周囲には22の筋肉があり、その複雑な動きを支えています。また、全身を、後述するファシアという組織が覆《おお》っています。

イスに座った状態では、股関節は90度曲がった状態になります。この姿勢を、毎日長時間続けていると、次第にこの股関節の周辺の筋肉群及びファシアがこりかたまってきてしまいます。とくに、下半身と上半身を前側でつなぐ腸腰筋、太ももの大腿《だいたい》四《し》頭筋《とうきん》など、重要な筋肉にこりが生じる可能性があります。

股関節周辺の筋肉群が硬くなると、股関節に負担がかかり、変形性股関節症などによる股関節痛の悪化の原因になることがあります。

また、関節では動きを滑らかにする滑液《かつえき》という液が分泌されていますが、痛みのために股関節を動かさないでいると、この滑液が出にくくなります。そのため、さらに股関節痛を悪化させることになります。

股関節まわりの筋肉

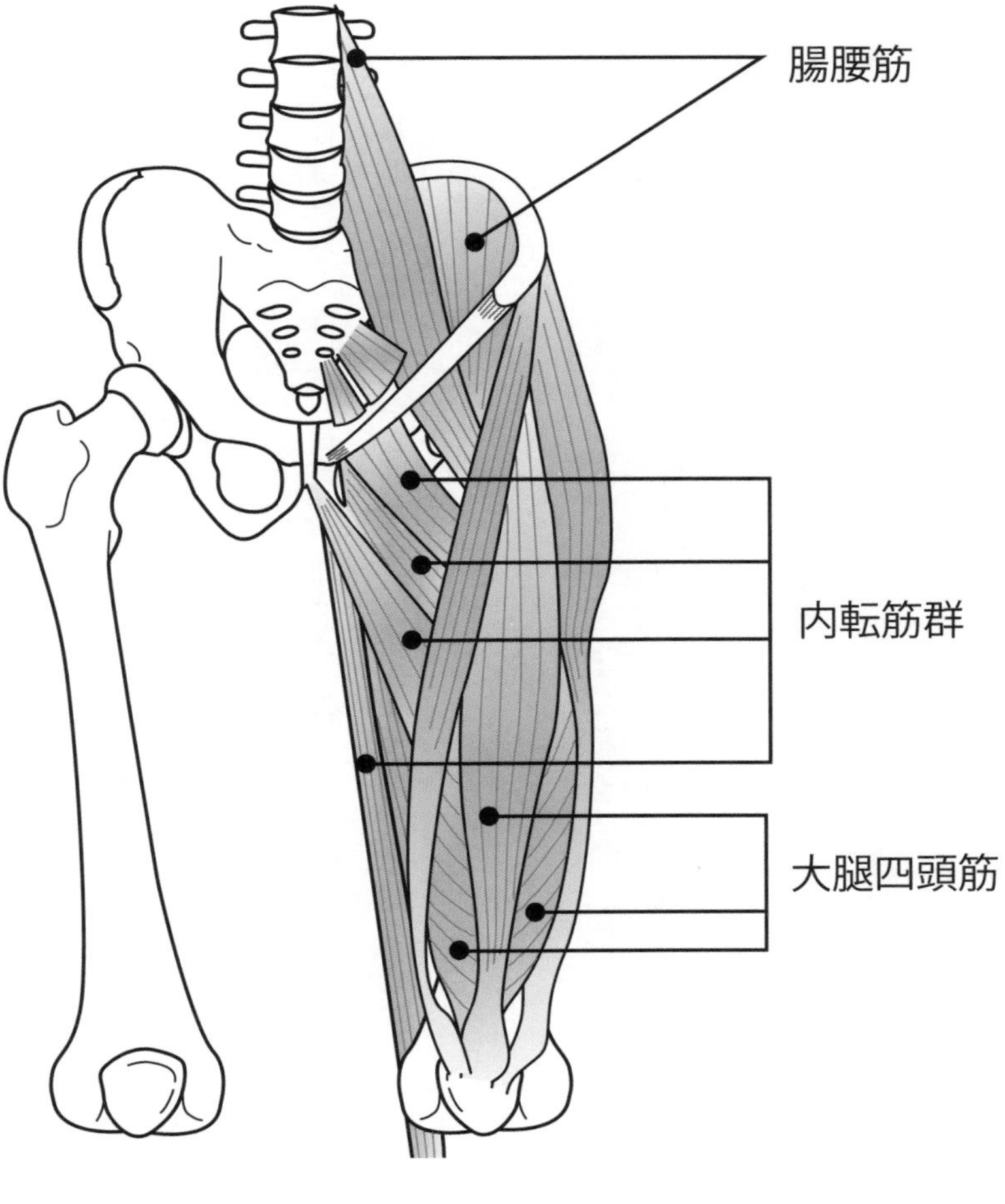

イスに座った姿勢が長時間続くと、股関節まわりの筋肉が硬くなり、股関節痛の原因になることがある

深部静脈血栓

チェック2ができなかった人

静脈の血流が低下して、深部静脈に血栓ができてしまう病気です。別名「エコノミークラス症候群」とも呼ばれるように、長時間同じ姿勢のままでいると、発症するリスクがあります。とくに、長期間寝たきりの生活だったり、ケガなどで脚を動かせない場合に、発症することがよくあります。

静脈の流れを作り出している5つの力のうち、重要なのがふくらはぎ（腓腹筋やヒラメ筋）の下腿《かたい》ポンプ作用であることは、すでに述べました（40ページ）。脚を動かさず、これらの筋肉が硬くなってしまうとポンプ作用がうまく働かず、血流が弱くなって血栓ができやすくなるのです。

ふくらはぎに血栓ができて閉塞《へいそく》すると、足がむくんだり腫《は》れたりします。ひざの中心から太もも側の深部静脈に血栓ができると重症になる可能性があります。

その血栓が剝《は》がれて肺に達すると、肺血栓塞栓症といって、命に関わる事態になりかねない危険な病気です。

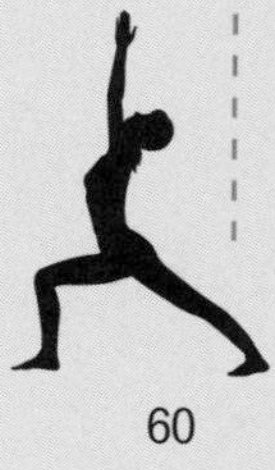

深部静脈血栓とは

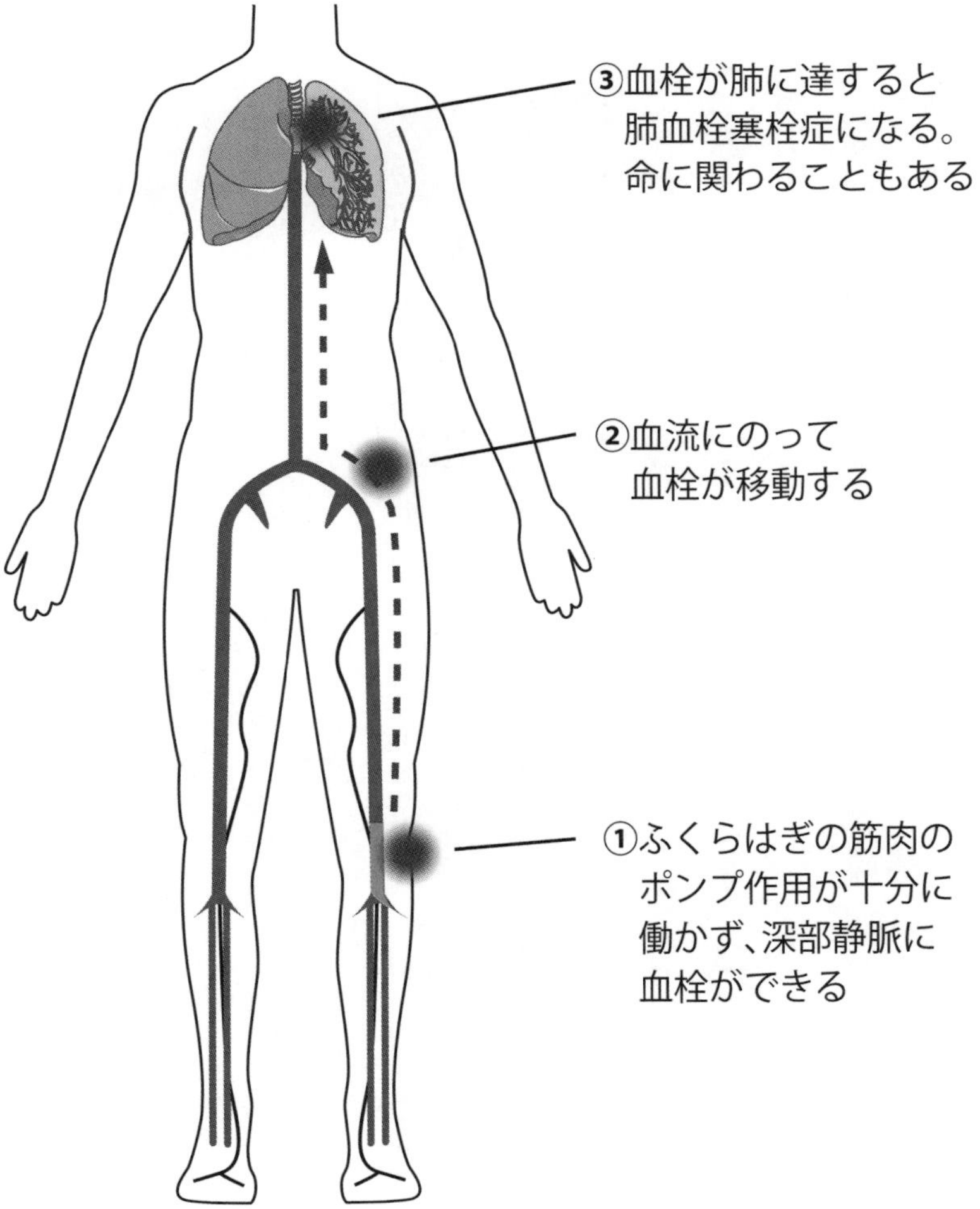
③血栓が肺に達すると
肺血栓塞栓症になる。
命に関わることもある
②血流にのって
血栓が移動する
①ふくらはぎの筋肉の
ポンプ作用が十分に
働かず、深部静脈に
血栓ができる

冷え性・むくみ

体が硬い人全般

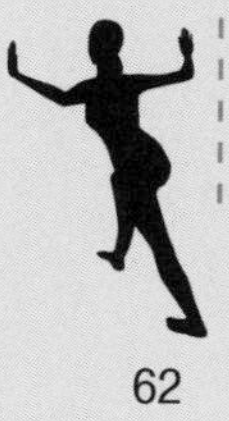

冷え性には、さまざまな要因があり、手足の先のほうの末梢《まっしょう》血管に血流が届きにくくなっている、という状態です。

主に動脈の問題なので、筋ポンプや呼吸ポンプの機能が落ちて静脈の血流が弱くなることと、直接の関係はないように感じるかもしれません。しかし、もちろん静脈の血流が滞《とどこお》れば、動脈にも影響しますし、体全体の血流にも影響します。**体の硬さが、冷え性の一因となっている可能性は否定できません**。

一方、足のむくみは、静脈の血流と密接な関係があります。**ふくらはぎの下腿ポンプが十分に機能せず、血流が滞ると、水分や老廃物が適切に移動せず、血管外の水分が多くなり、むくみとなって表れます。**

さらには、足の表面近くの静脈が瘤状《こぶじょう》に盛り上がる下肢静脈瘤《かしじょうみゃくりゅう》は、前項で触れた深部静脈血栓などの疾病《しっぺい》のリスクを高めてしまうこともあります。慢性的な冷え性・むくみは、より危険な病気のサインかもしれないのです。

脚のむくみの原因

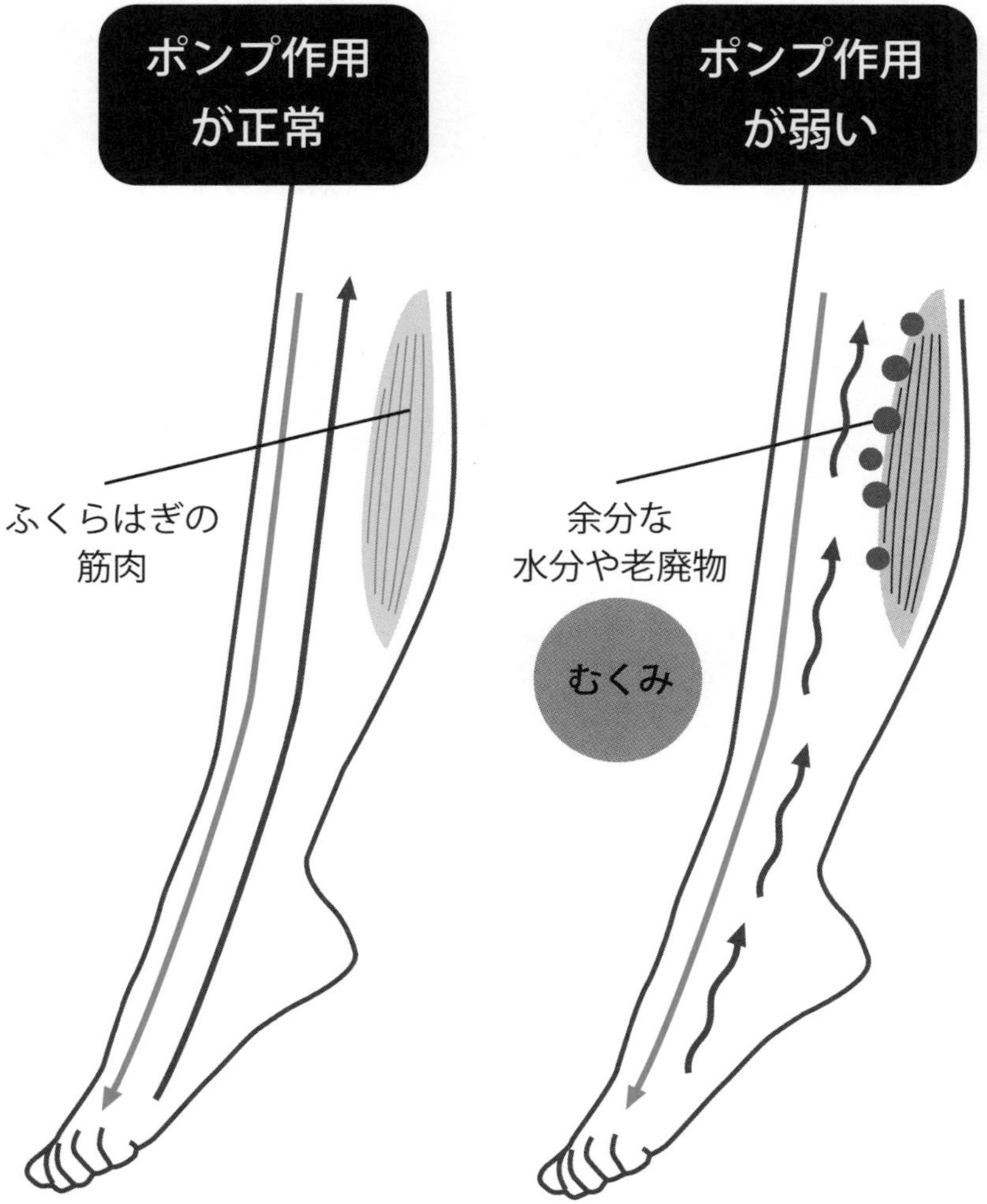

ふくらはぎの筋肉のポンプ作用が弱まると、心臓に帰る静脈の血流が滞り、脚がむくみやすくなります

骨粗鬆症

体が硬い人全般

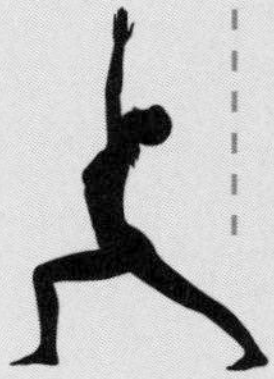

体が硬くなると、運動不足になりがちで、そこからくる病気にも注意が必要です。加齢とともに心配なのが、骨《こつ》粗《そ》鬆《しょう》症《しょう》です。

骨粗鬆症は、よく知られているように、骨の量が少なくなり、あるいは質が低下して骨折しやすくなる病気です。

これは健康な方でも加齢とともに起こりやすく、とくに女性に多いのは、閉経後にホルモンバランスが崩れることが原因の1つと考えられているからです。

骨粗鬆症の予防で大切なことは、カルシウムやビタミンDなどを摂取することですが、日頃からよく歩くことも大切なポイントです。

歩くことで、かかとから振動が骨に伝わり、その物理的な刺激が骨の強度の向上を促すことがわかっているのです。

体が硬くなると、散歩など外を歩く機会も少なくなります。そのため、骨粗鬆症の発症リスクが高まるといえます。

骨粗鬆症の危険性

① 日頃、運動不足になる

↓

② 足腰の筋肉が硬くなったり、衰えによりひざ関節が弱くなり、体のバランスがとりにくくなる

↓

③ 小さな段差でもつまずきやすくなり、転倒しやすくなる

↓

④ 骨粗鬆症で骨がもろくなっていると、ちょっとした転倒でも骨折しやすくなる。骨折して初めて骨粗鬆症に気づくこともある

↓

⑤ 骨折の程度が大きいと、ひとりで立ち上がったり、歩いたりすることが困難に。介護が必要になり、寝たきりになることも

加齢と「サルコペニア」「ロコモ」「フレイル」

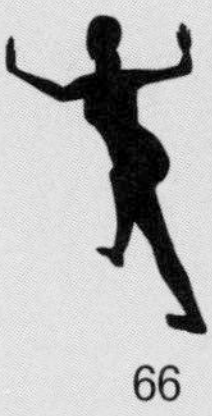

体の硬さは、加齢とも無関係ではありません。私たちの体の組織には、コラーゲン、プロテオグリカン、ヒアルロン酸、エラスチンなどの成分がふくまれていて、これらが体の柔軟性を維持するために役立っています。加齢とともにこうした物質が減少することで、体の組織はどうしても硬くなっていくものなのです。

また、加齢とともに生活環境も変化します。年をとれば若いときのようにバリバリ動きまわるということもなくなるので、自然と運動量も落ちるでしょう。リタイアしたら通勤の必要もなくなるので、さらに運動量が落ちます。こうした環境の変化に加え、そもそも加齢とともに体力も落ちてきます。

その結果、前述したように、体を動かさない→体が硬くなる→動かすのがしんどくなる、という悪循環になってしまうのです。

最近よく聞く「サルコペニア」「ロコモ」「フレイル」などという言葉は、いずれも加齢とともに進行する「体の硬さ」と密接な関係があります。それらの違いについてご説明しましょう。

●サルコペニア

加齢などが原因で筋肉の量が減り、体の機能が低下することをいいます。加齢に伴う骨の衰え（骨粗鬆症）は以前からいわれていましたが、年をとると骨だけでなく筋肉も衰えることもまた、転倒などのリスクにつながるとして注目されています。

●ロコモティブシンドローム

ロコモ（ロコモティブシンドローム）とは、立ったり、歩いたり、作業をしたり、広い意味で運動をする身体能力が低下した状態のことをいいます。

骨粗鬆症やサルコペニアなども、ロコモの一因になります。

●フレイル

フレイルとは、病気ではないけれども、高齢で心身ともに衰えた状態。健康とはいいがたい、要介護の一歩手前くらいの状態をいいます。

ロコモよりもさらに広い概念で、身体的な問題だけでなく、認知機能の衰えなどの精神的問題や、独居や貧困などの社会的問題などもふくんでいます。

フレイルの基準には「体重減少」「疲れやすい」「歩行速度の低下」「握力の低下」「身体活動量の低下」などがあり、このうち3項目以上当てはまると、フレイルと判断されます。

これらの基準を見てわかるように、フレイルは、つねに健康な身体でいること、柔軟でしっかりした筋力を保つことで予防することができます。

体のこりをほぐすことは、肩こりや首の痛みなど、いま、目の前の問題をやわらげるだけではなく、将来の健康寿命を延ばすためにいまからできる準備でもあるのです。

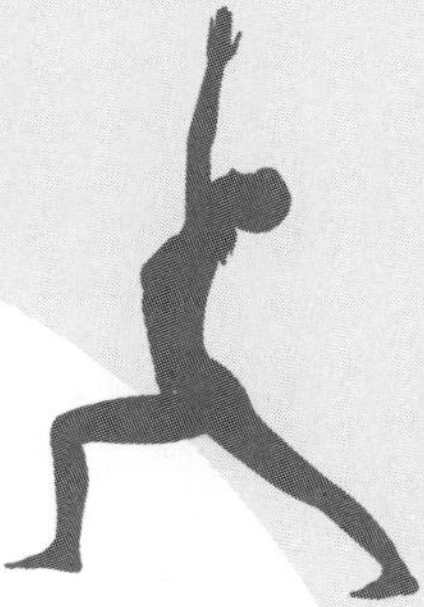

3章 これほど違う「効果的ストレッチ」のすすめ！

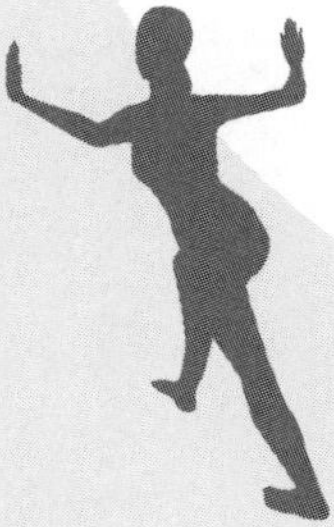

原因不明の「痛みや不調」に切り込む新しい視点

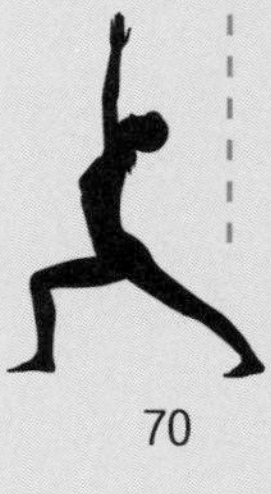

体が硬くなると、疲れやすくなる、血流が悪くなるなど、さまざまな不具合が出てくること、また実際、さまざまな疾病《しっぺい》の原因になることもある、ということを説明してきました。

しかし、こうした不調や疾病についてどのように対処すればよいのか、ということについては、残念ながら現代医療は十分に有効な対応ができていなかったのかもしれない……というのが、これまでのところです。

例えば、腰痛。整形外科医であるわたしのところにも、多くの人が腰痛の悩みを訴えてやってきます。

ある調査によれば、約60％の人が、腰痛に悩んでいるそうです。

ところが、こうした腰痛のうち、約85％ははっきりした原因がわからない、非特異的腰痛と呼ばれるものです。

つまり、レントゲンやＭＲＩで椎間板《ついかんばん》ヘルニアや脊柱管狭窄症《せきちゅうかんきょうさくしょう》などの原因が特定できる腰痛は全体のわずか15%にすぎないのです。

原因が特定できない腰痛は、たいていの整形外科では「痛み止めを出しておきますので、しばらく様子を見ましょう」などといわれてしまいます。ちなみに、一昔前はどこの整形外科でもおこなっていた「牽引《けんいん》」という治療は、いまではあまりおこなわれなくなってきました。エビデンスがないというのがその理由です。

腰痛に限らず、体の痛みやこりは、はっきりとした原因がわからないものが多く存在します。痛みを訴える部位をレントゲン画像で診断しても、一見して大きな異常は見当たらないというケースは、じつに多いのです。

しかし、こうした原因の特定できない痛みに関する研究も、近年はだいぶすすんできました。

その中でわかってきたことは、体の構造、筋肉の構造などを新しい視点で見直す必要があるということ。

そして、いままで原因がわからないと考えられていた、つまり治すのが難しいと考えられていたこりや痛みなどの不調の一部は、ストレッチという従来の手法を新たな視点で応用することによって対処が可能だということです。

そして、その鍵を握るのが「ファシア」という組織です。

筋肉は「ファシア」でつながっている

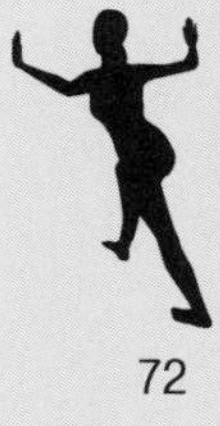

ファシアとは、例えば皮膚と筋肉の間にある結合組織のことです。**体全体の筋肉や内臓を覆っているボディスーツのようなもの**だとイメージしてください。「筋膜」と訳されることもあり、一時「筋膜リリース」という言葉が流行りましたが、正確にはファシア＝筋膜ではありません。

皮膚と筋肉の間には何層もの組織があり、それらの一部をファシアと呼んでいます。筋膜は、そのファシアの中の１つです。

厚さは部位によっても異なりますが、おおむね１センチ程度。コラーゲンやエスラチンなどの線維状のタンパク質と、水をふくんだゼリー状の基質と呼ばれる部分からなります。見た目の形状からよく「蜘蛛《くも》の巣」や「粘りけの強い綿あめ」のようなものと表現されます。それが、**筋肉の上から体全体を覆っていて、伸びたり縮んだり、ズレたり滑ったり、あるいはクッションの役割をしたりしながら、体が円滑に動くようにしている**重要な組織です。

人体を覆う6つのファシア

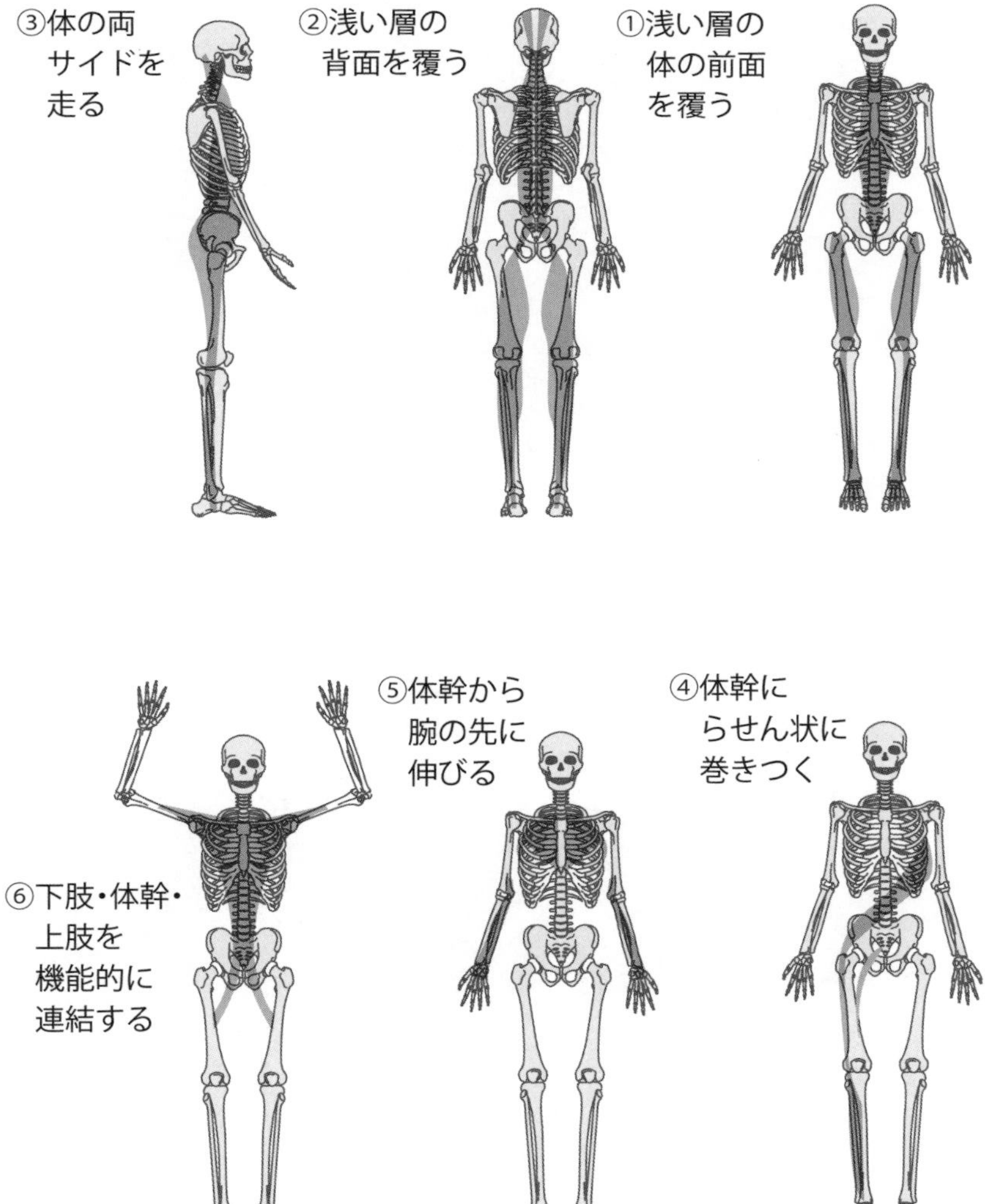
①浅い層の
体の前面
を覆う
②浅い層の
背面を覆う
③体の両
サイドを
走る
④体幹に
らせん状に
巻きつく
⑤体幹から
腕の先に
伸びる
⑥下肢・体幹・
上肢を
機能的に
連結する

全身をつつむファシアの大切な役割

ファシアは、頭のてっぺんからつま先まで全身を覆っていて、**大きく6つのラインで構成されています。**それぞれのラインはしっかりつながっていて、筋肉がなくても骨格とファシアだけで人体の構造が保てるくらい、骨格のバランスを維持するために大きな役割を担っています。

そして、前項でも述べた通り、伸びたり縮んだり柔軟に動くことによって、体全体のスムーズな動きをサポートしているのです。

また、ファシアには感覚受容器があることから、皮膚の下のあたりに痛みを感じるのはファシアで感じている、ということになります。

ファシアは、筋肉と同じように、**悪い姿勢を続けていたりすると、弾力を失って硬くなってしまいます。**

硬くなると、滑りが悪くなり、筋肉の動きをさまたげ、また体全体の動きにも影響を及ぼします。また、痛みやこりなどの違和感につながります。

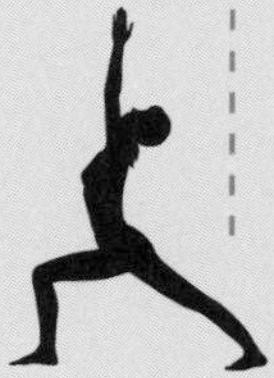

良いファシアと悪いファシア

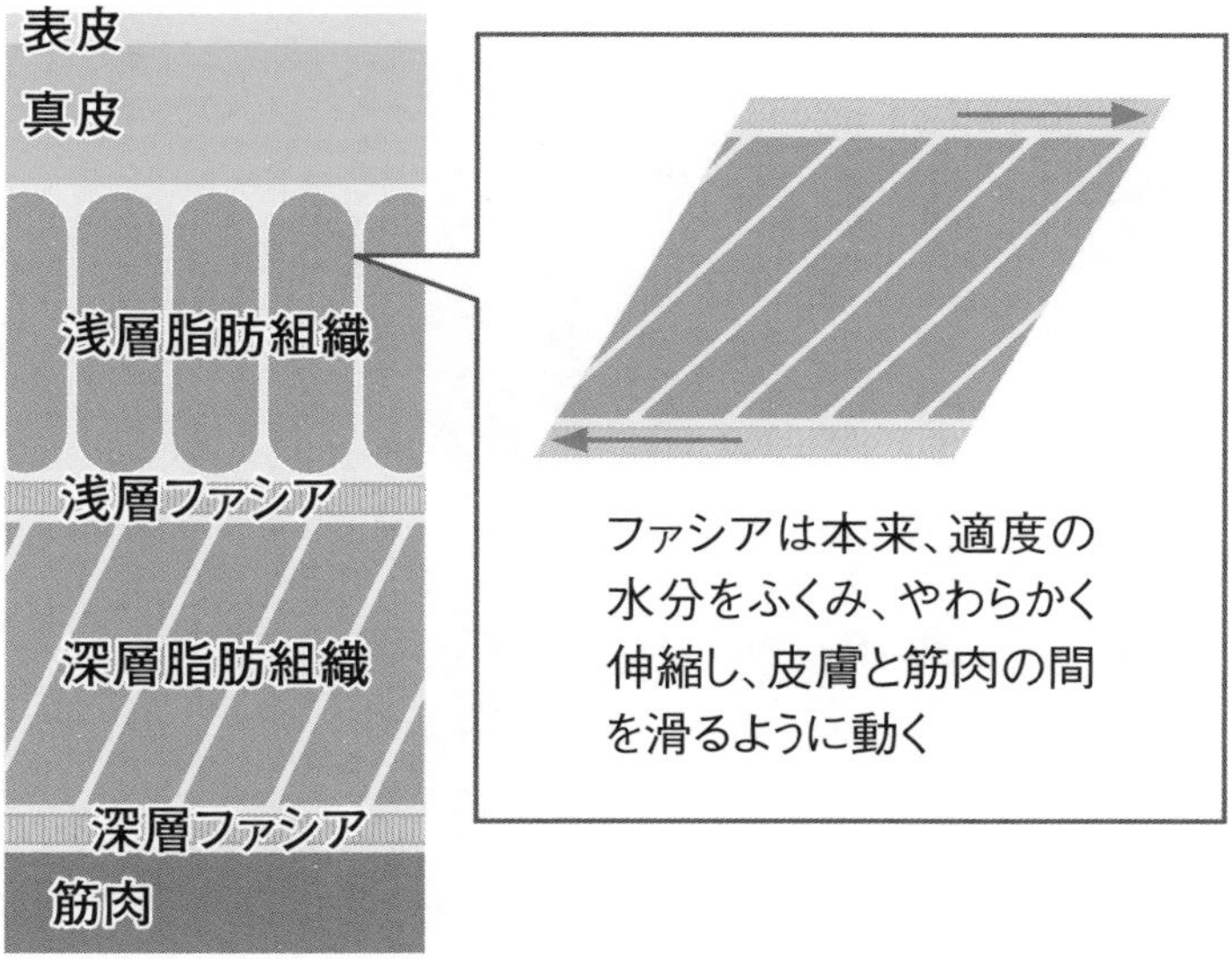
表皮
真皮
浅層脂肪組織
浅層ファシア
深層脂肪組織
深層ファシア
筋肉
ファシアは本来、適度の水分をふくみ、やわらかく伸縮し、皮膚と筋肉の間を滑るように動く

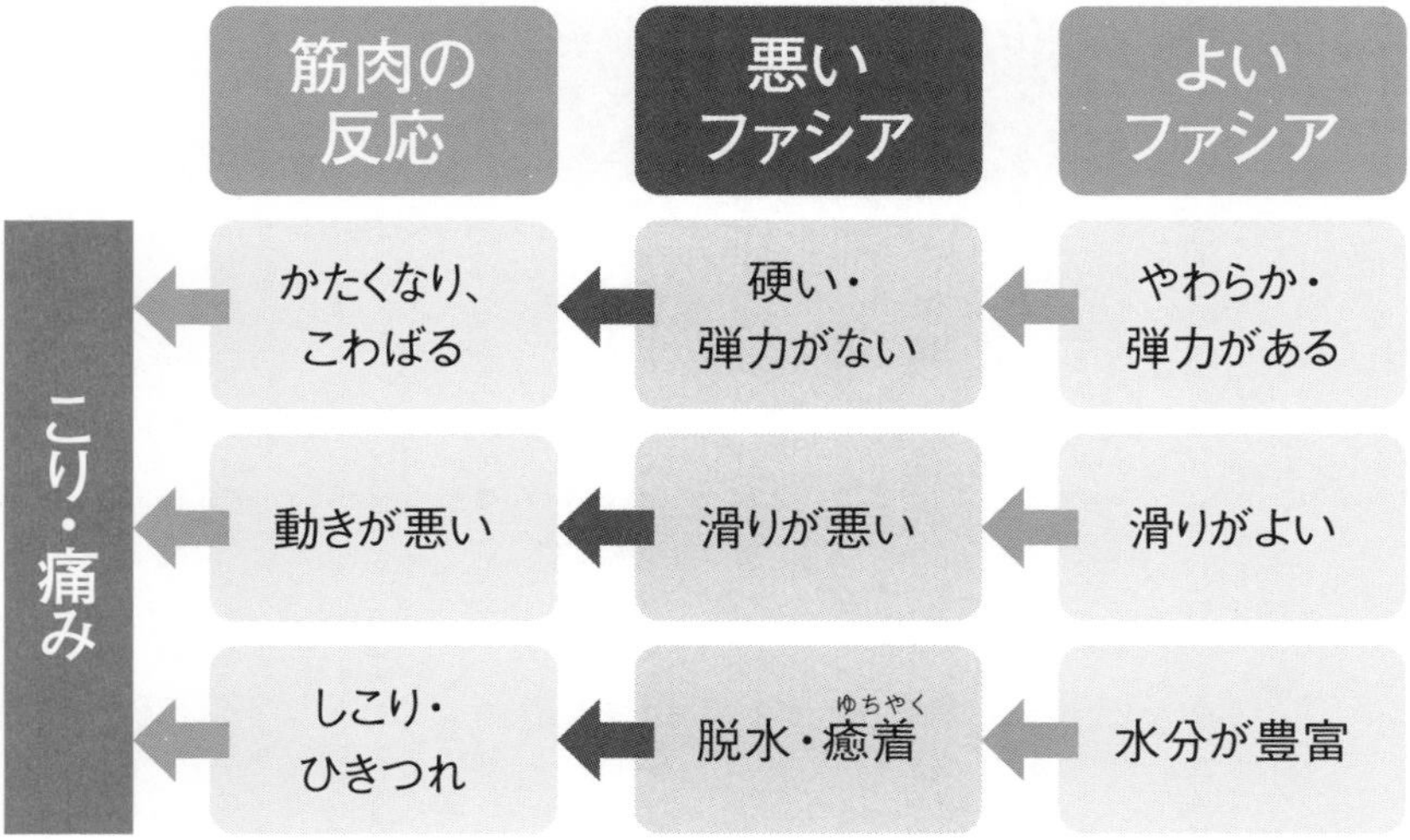
筋肉の反応
悪いファシア
よいファシア
こり・痛み
かたくなり、こわばる
硬い・弾力がない
やわらか・弾力がある
動きが悪い
滑りが悪い
滑りがよい
しこり・ひきつれ
脱水・癒着《ゆちゃく》
水分が豊富

ファシアが注目されだしたのは21世紀はじめ

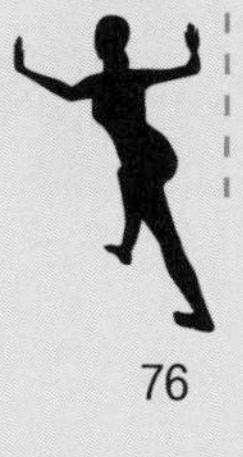

ファシアが注目されだしたのは、比較的最近のことです。２００１年に出版された一冊の医学専門書『アナトミー・トレインズ』がきっかけでした。ここで著者のトーマス・W・マイヤースは、ファシアの重要性に着目しています。

当時、私自身は整形外科医として多くの手術を執刀《しっとう》していたのでファシアの存在自体は知っていました。整形外科医にとって、ファシアは筋肉に到達する前に剝《は》がさなければならない〝邪魔者〟と捉えられていました。

しかし、**手術の際にファシアを傷つけると癒着《ゆちゃく》して術後の動きが悪くなること**、**癒着したファシアを剝がしてあげると見違えるように動きがよくなる**ことから、ファシアには何か重要な役割があるはずだと思っていました。

そんなときに『アナトミー・トレインズ』を読んで、大いに腑《ふ》に落ちたというのが実感です。以来、手術の際はファシアをできる限り傷つけないようにしています。そうすることで術後の回復も早く、リハビリテーションの期間もかなり短縮されます。

ファシアは、ヨガや東洋医学にも通じる

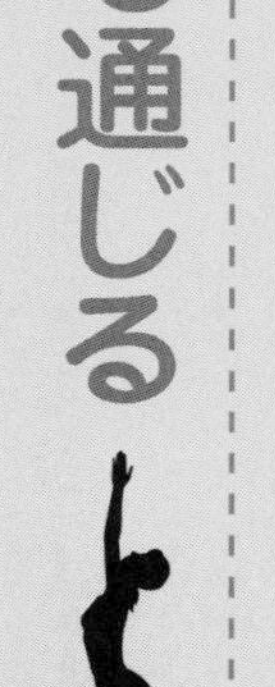

ファシアの重要性が注目されだしたのは、最近のことですが、じつはファシアという名称こそ使っていないものの、その重要性は経験的に知られていて、多くの伝統医学に取り入れられているのです。

例えば、ヨガです。ヨガの基本的なポーズには、まるで昔からファシアを知っていたかのように、ファシアのラインを意識して伸ばすようなものが多くあります。

また、中国に伝わる鍼灸《しんきゅう》には経絡《けいらく》というものがあります。これはツボ（経穴《けいけつ》）の連なるラインのようなものですが、やはりファシアのラインとほぼ同じものであることがわかっています。

昔から経験的に知られてきた伝統的な治療法は、すでに体の中で筋肉はファシアでつながっているということを発見していたのでしょう。それを、改めて現代の科学で発見したものが、ファシアだったということもできるのです。

単独の筋肉ではなく、ファシアを伸ばす

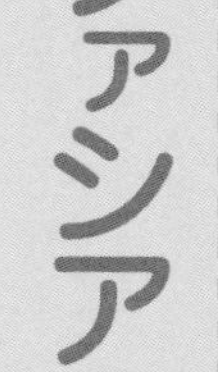

ファシアという視点に立つと、ストレッチの見方も少し変わってきます。

筋肉は基本的に、１つの関節をまたいで骨と骨をつないでいます。これを単関節筋といいます。稀《まれ》にふくらはぎの腓腹筋《ひふくきん》のように２つの関節をまたぐ二関節筋があります。この一つひとつの関節に着目して、そこにまたがる筋肉のみを伸ばそうというのが、従来の一般的なストレッチです。

例えば、一般的なストレッチとしてよく知られている、腓腹筋ストレッチのアキレス腱伸ばしや三角筋ストレッチの肩関節ストレッチなどがこれにあたります。

しかし、筋肉はファシアというボディスーツに覆われていて、体の端から端までラインでつながっているということ、筋肉だけでなくファシアそのものもほぐしてあげる必要があるということを理解すれば、**一つひとつの関節を伸ばすのではなく、ファシアを意識してライン全体を伸ばしていく**ことで、より効率的にストレッチ効果を高めることができるはずです。

従来のストレッチ（★印）とファシアを意識したストレッチの例

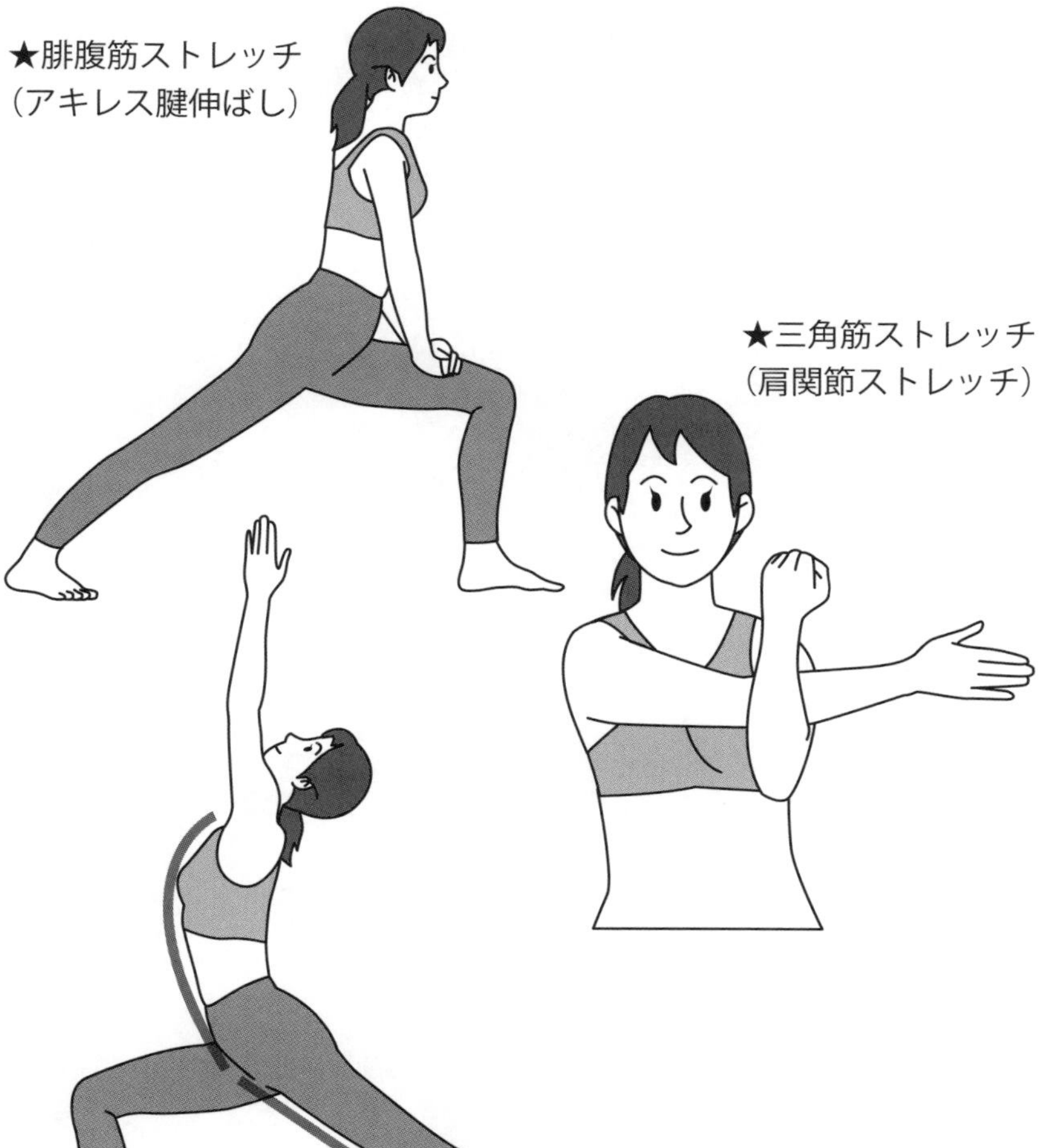
★腓腹筋ストレッチ
（アキレス腱伸ばし）
★三角筋ストレッチ
（肩関節ストレッチ）
前面のファシアを意識した
ストレッチの例

ストレッチと筋トレのバランスが大切

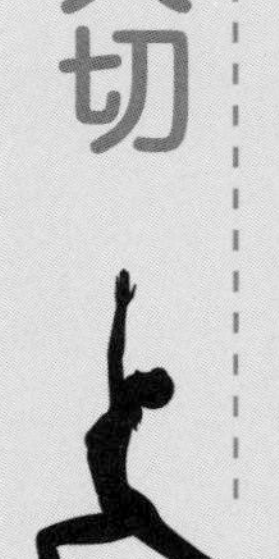

ファシアを意識して、体全体を意識してみると、あることに気がつきます。それは、すべての筋肉が縮んでかたまっているわけではないということ。むしろ、伸びて張っていたり緩《ゆる》んでいる筋肉もある、ということです。

例えば、クロスシンドロームという現象があります。

前かがみの、いわゆる猫背の姿勢を続けていると、一部の筋肉が縮こまり、こりかたまってしまいます。しかし、その一方で反対に伸びて張っていたり緩んでいる筋肉もあります。体を横から見て、かたまっている筋肉と張りや緩んでいる筋肉を線で結ぶとクロスすることから、クロスシンドロームと呼ばれます。こうしたクロスシンドロームは、上半身だけでなく、下半身にも生じます。

つまり体全体を意識するなら、**ただ伸ばすだけでなく、緩んでいるところには逆に筋トレをして鍛えてあげることも必要です。**ストレッチだけ、筋トレだけではなく、両方の要素をバランスよく取り入れることが重要なのです。

クロスシンドロームとは

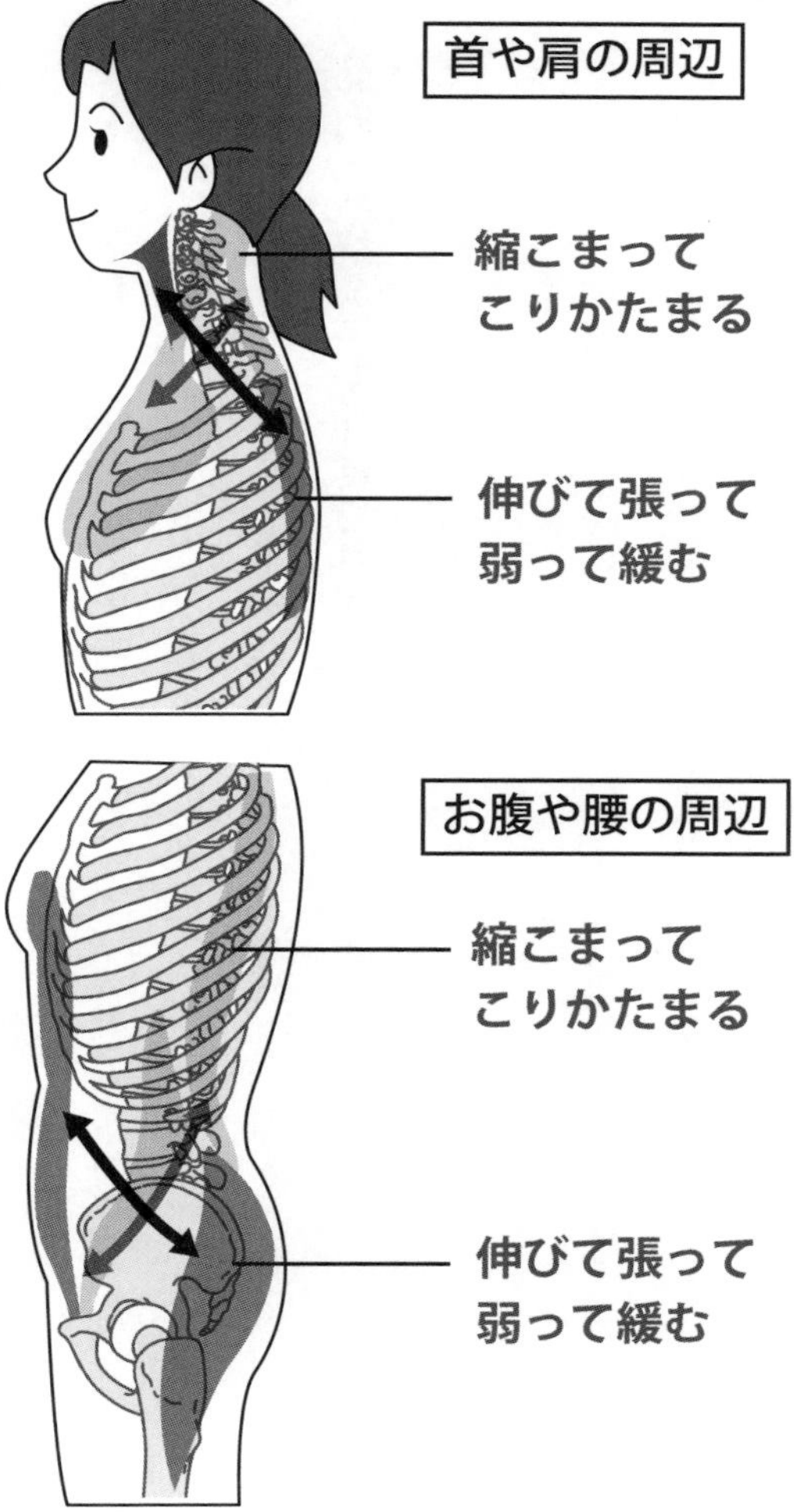

縮こまってこりかたまった筋肉と、伸びて張って弱って緩んだ筋肉が「クロス」した状態。ストレッチだけでなく、弱って緩んだ筋肉を鍛える必要もある

筋トレを意識したストレッチが効果的

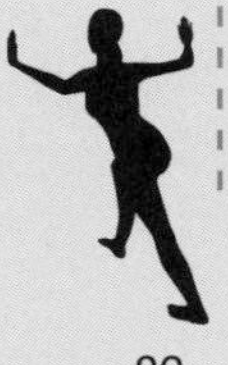

では、ストレッチと筋トレの要素をバランスよく取り入れるとはどういうことでしょう。ここで主動筋《しゅどうきん》と拮抗筋《きっこうきん》の話を思い出してください。

筋肉は、関節の両側についていて、片方の筋肉（主動筋）に力を入れて引っ張ると、必ず反対側の筋肉（拮抗筋）が伸ばされます。

例えば、ジャックナイフと呼ばれるストレッチ。太もも後ろ側のハムストリングという筋肉を伸ばすストレッチですが、太もも前側の大腿四頭筋《だいたいしとうきん》にグッと力をいれてお尻を持ち上げます。このように、**主動筋が収縮することによって拮抗筋を伸ばすタイプのストレッチ、つまり、筋トレの要素を取り入れたストレッチが、筋肉を伸ばす効果がとても高い**ということがわかっています。

これは、筋肉を伸ばすことだけを意識すると、無意識に「これ以上伸びない」と限界をつくってしまいがちですが、引っ張る側の主動筋に意識を集中することでリミットを外す意識が働くからだと説明されます。

筋トレ効果もあるジャックナイフストレッチ

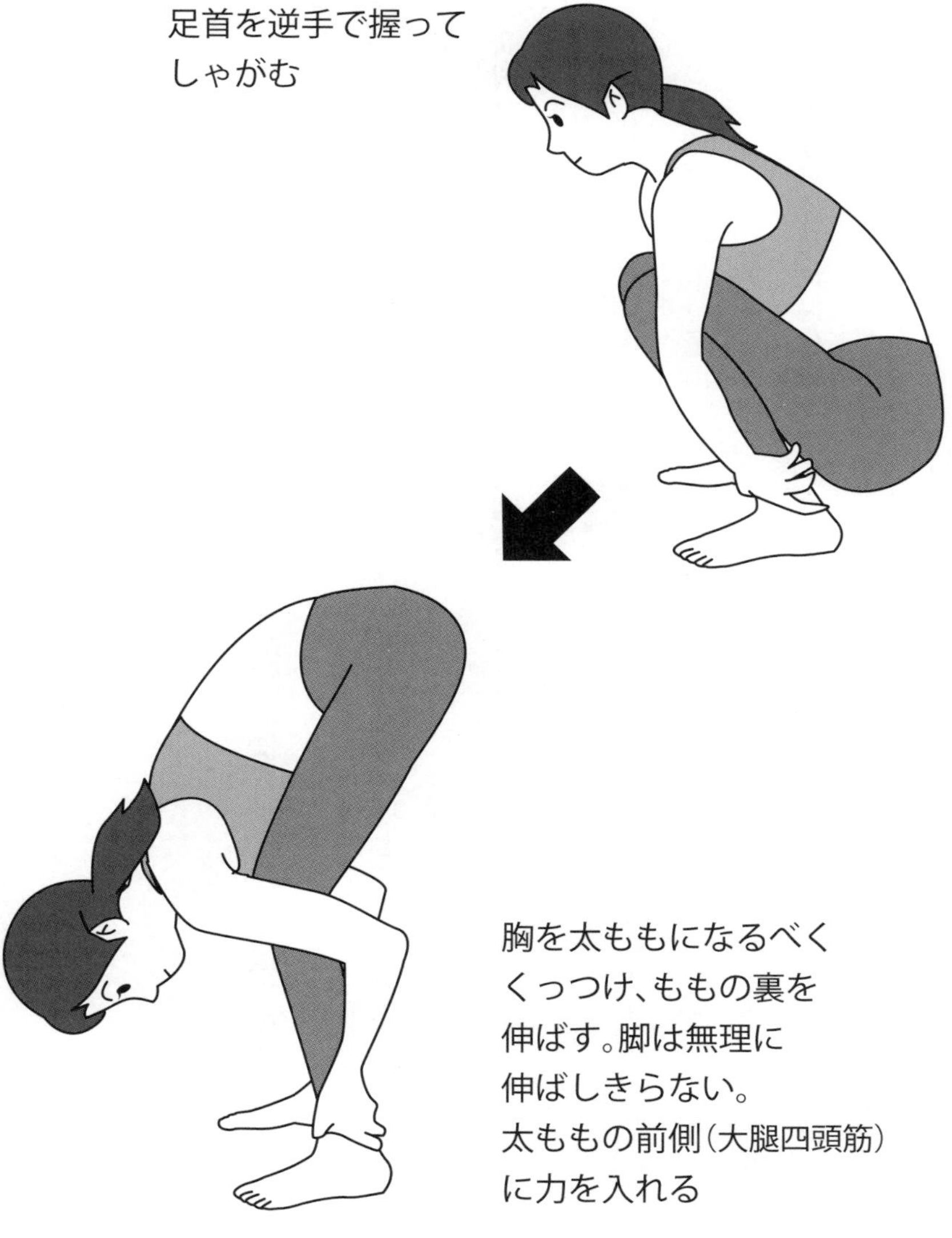
足首を逆手で握って
しゃがむ
胸を太ももになるべく
くっつけ、ももの裏を
伸ばす。脚は無理に
伸ばしきらない。
太ももの前側（大腿四頭筋）
に力を入れる

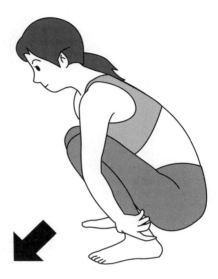

日常生活の動作に近いストレッチ

こうしたファシアを意識したストレッチは、**体全体を使うことから日常生活の動作に近いストレッチということもできます。**

例えば、床に座った状態から立ち上がる動作、あるいは高いところにあるものを手を伸ばして取る動作を想像してみてください。

1つの筋肉だけでなく、いろいろな筋肉に力を入れたり伸ばしたり、複雑な動作をしているはずです。

このような、いくつもの筋肉を使う生活をするために必要な動作を、リハビリでは「応用動作」といいます。

最初は単純な動作から始めて徐々にレベルを上げていき、日常生活に戻すときには応用動作でいろいろな筋肉を同時に鍛えていきます。

ファシアを意識したストレッチは、本来の自然な体の使い方に即したものでもあるので、日常生活にもっとも適したストレッチということもできるのです。

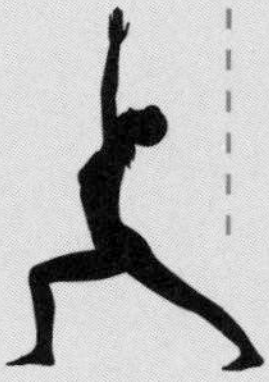

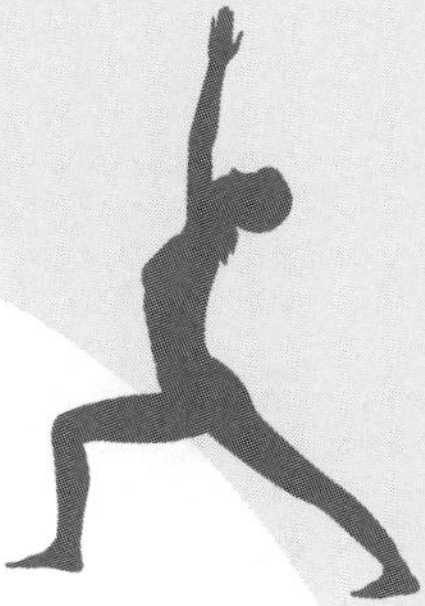

4章 「全能ほぐしストレッチ」をはじめよう!

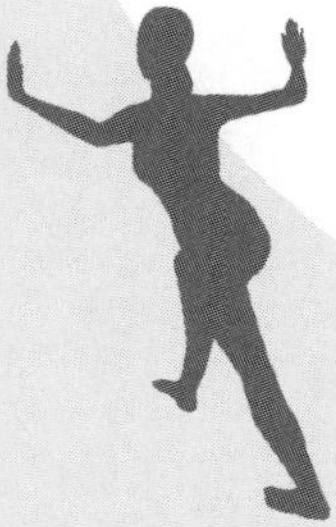

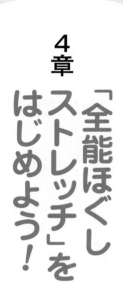

部屋の〝角〟を活用する全能ほぐしストレッチ

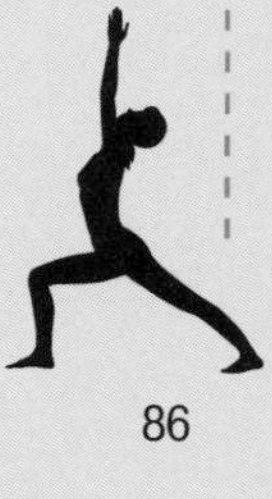

これまで、猫背やストレートネック、それに伴う筋肉のこりや痛みは、なかなか治らないといわれていました。骨が変形してしまっては、もとに戻すのは難しいと考えられていたのです。

しかし、ファシアを意識することで、それが可能なのではないかと考えて開発したのが、この「全能ほぐしストレッチ」です。

全能ほぐしストレッチは、**３つのポーズで体の縦のラインの表（前側）と裏（後ろ側）、そして体の横のラインを伸ばせるようになっています。**

ポイントは部屋の壁の角を使うこと。**角を使うことで、両手よりも頭を前に出す動作が可能になります。**しかし、「我が家には、家具を置いていない適切な角はない」という方もいるでしょう。そういう方は、例えば部屋の入り口のドアを開けて利用するなどの工夫をしてみてください。要は、両手で壁を押しながら、頭をそれより前に出せる場所であれば大丈夫です。次項から、具体的なやり方を説明します。

全能ほぐしストレッチに適した場所

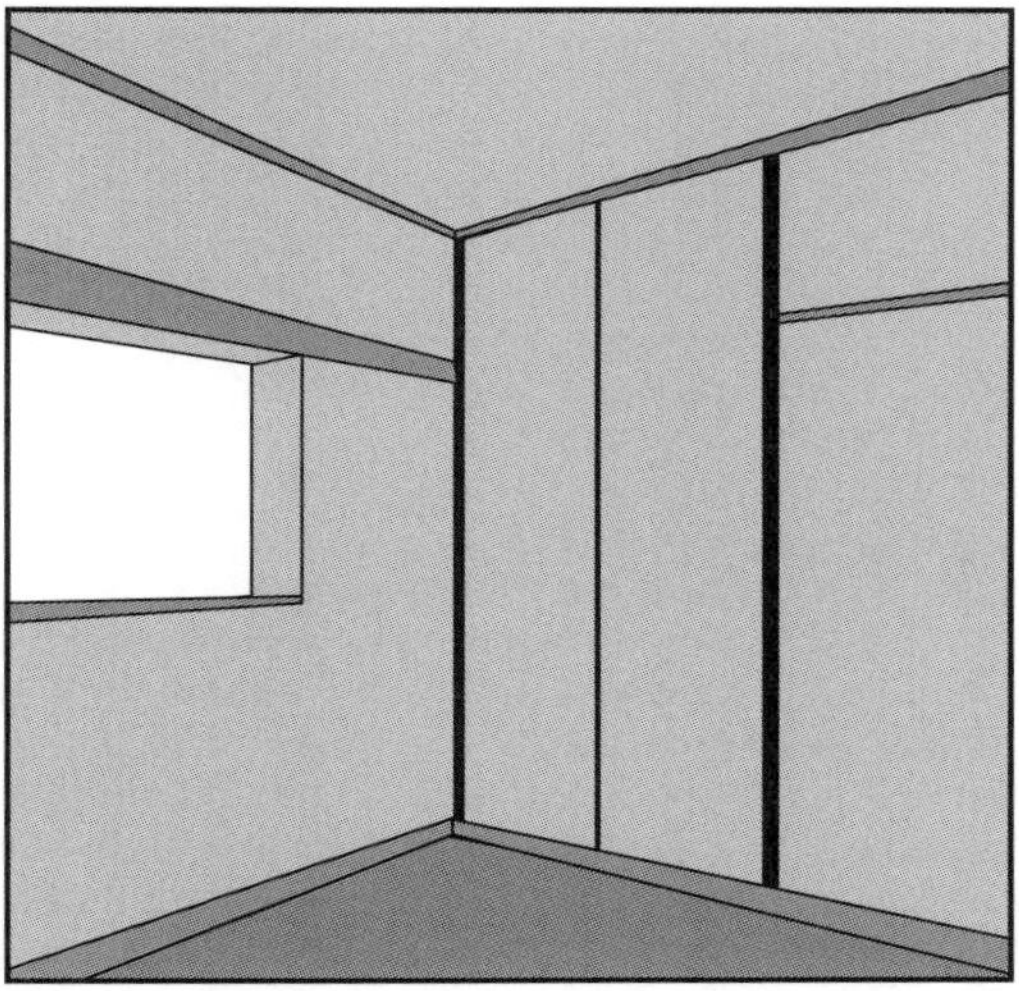

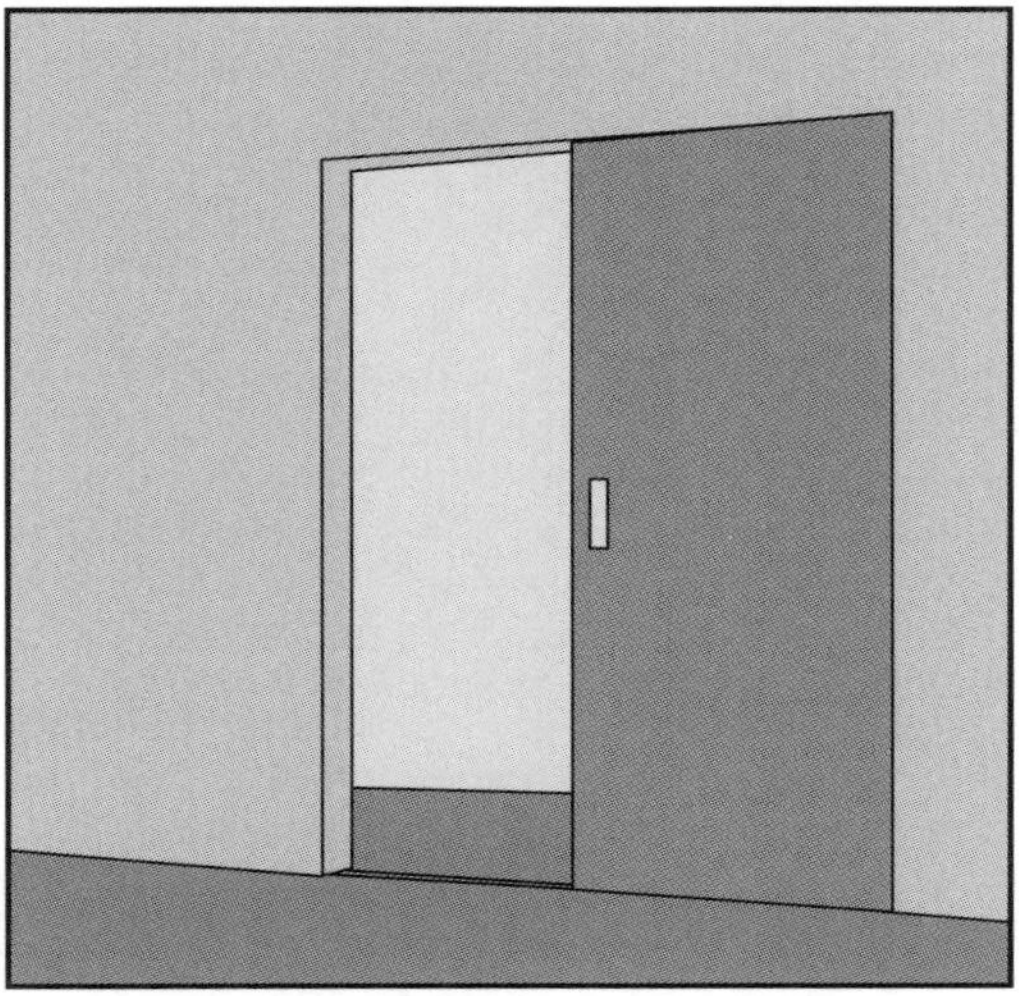

両手を壁について、手の位置より頭が前に出せる場所なら、どこでもOKです

体の前側のラインを伸ばす

全能ほぐしストレッチ①

壁の角に立ち、壁に手をつきます。次に片足を大きく後ろに引き、頭は後ろに大きく反らします。

顔は真上を向いて天井と平行になるくらい。下半身は股関節とひざがそれぞれ90度になるくらいしっかり落として、ひじを伸ばしてしっかり両腕をつっぱります。この姿勢で20秒キープ。左右で1セットです。

このストレッチは、**体の前側のライン——首から胸、お腹、そして後ろに下げている脚の前側を一気に伸ばします。**ストレートネックにも有効なストレッチです。

同時に**主動筋である背筋の筋トレにもなります。**また、腰をぐっと下げた状態を支えることで、前に出した脚の大腿四頭筋やハムストリングの筋トレにもなります。

下半身はアキレス腱伸ばしに似ていますが、アキレス腱を意識するよりは、むしろ体の前側をしっかり伸ばす意識が大切です。もちろん余裕ができたらアキレス腱伸ばしにも意識するとさらに効果的です。

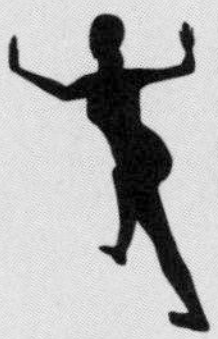

全能ほぐしストレッチ①のやりかた

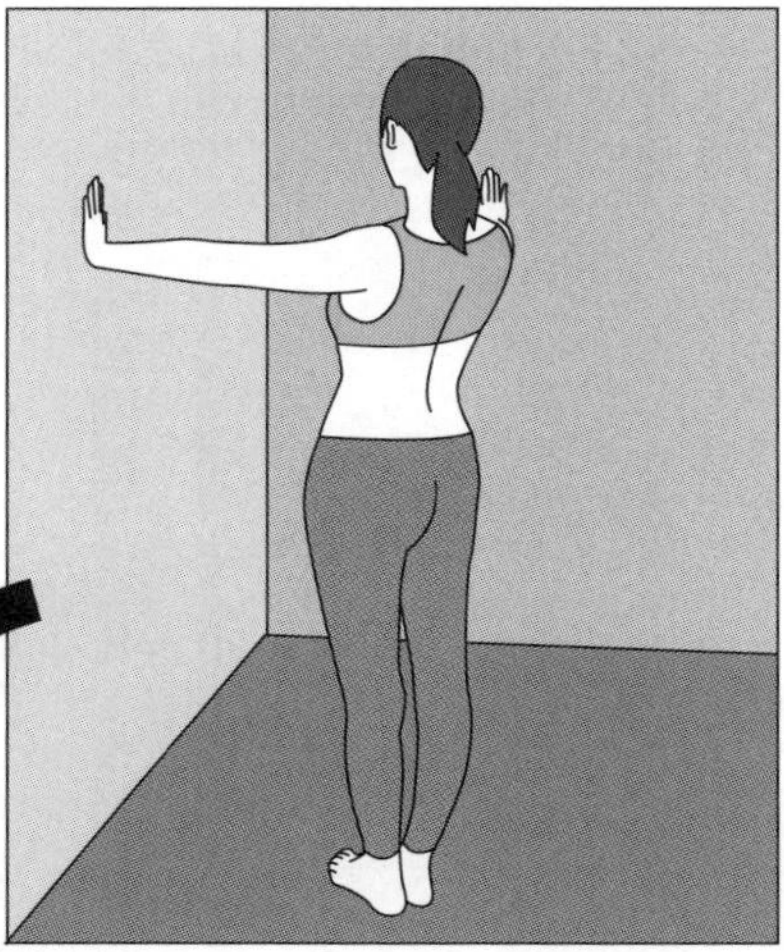

① 壁に、肩と同じ高さで左右両手をつく

② 片足を一歩前に踏み出し、前に出した足のひざを曲げて腰は落とす。顔を上げて、なるべく上を見ながら20秒キープ

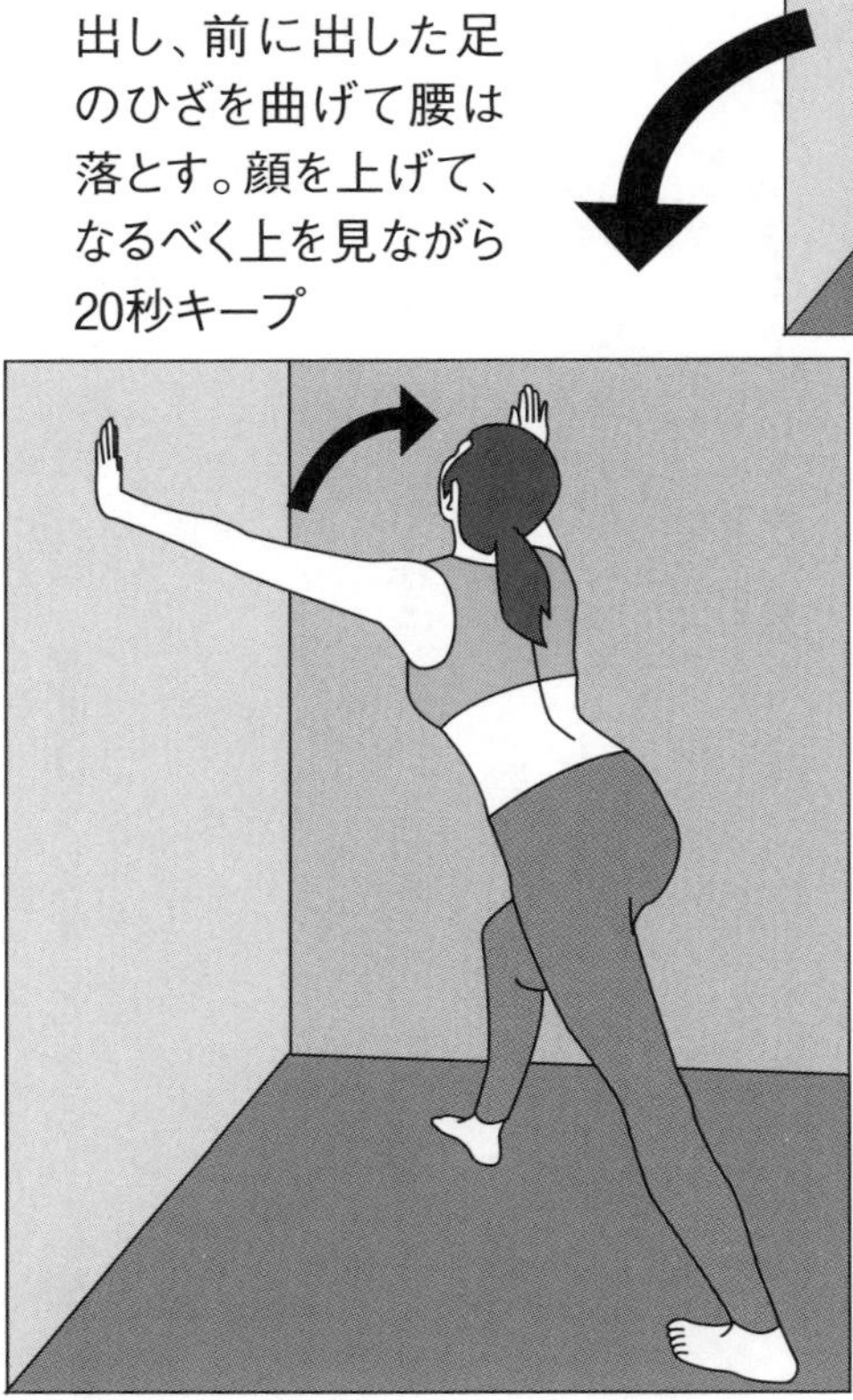

体の前の横のラインを伸ばす

全能ほぐしストレッチ②

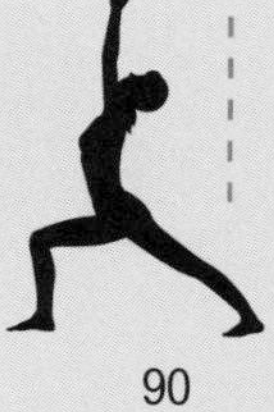

壁の角で両手を壁についた最初の姿勢に戻し、この状態からひじを曲げて、頭をグッと前に出します。この姿勢で20秒キープ。左右で1セットです。壁の角を利用することで、手よりも頭が前に出るところがポイントです。その分、**体の前の横のラインがグッと伸びます。**

これは、巻き肩と呼ばれるタイプの猫背に効果があります。肩が巻くように前に出ることによって、小胸筋《しょうきょうきん》が固縮《こしゅく》してしまうのが巻き肩の特徴ですが、肩を後ろに引いて、**胸を大きく広げることで小胸筋や大胸筋を伸ばすことができます。**

前項のストレッチ①のように、脚の角度をそれほど意識しなくても大丈夫です。むしろ、ポイントになるのは手の位置です。顔の高さか少し下くらい。腰を落とした姿勢で調整してください。あまり下がりすぎると胸が開かないので効果が期待できません。

少しずつ動かしながら、胸が心地よく開いていると感じる位置を、自分で見つけてみてください。

全能ほぐしストレッチ②のやり方

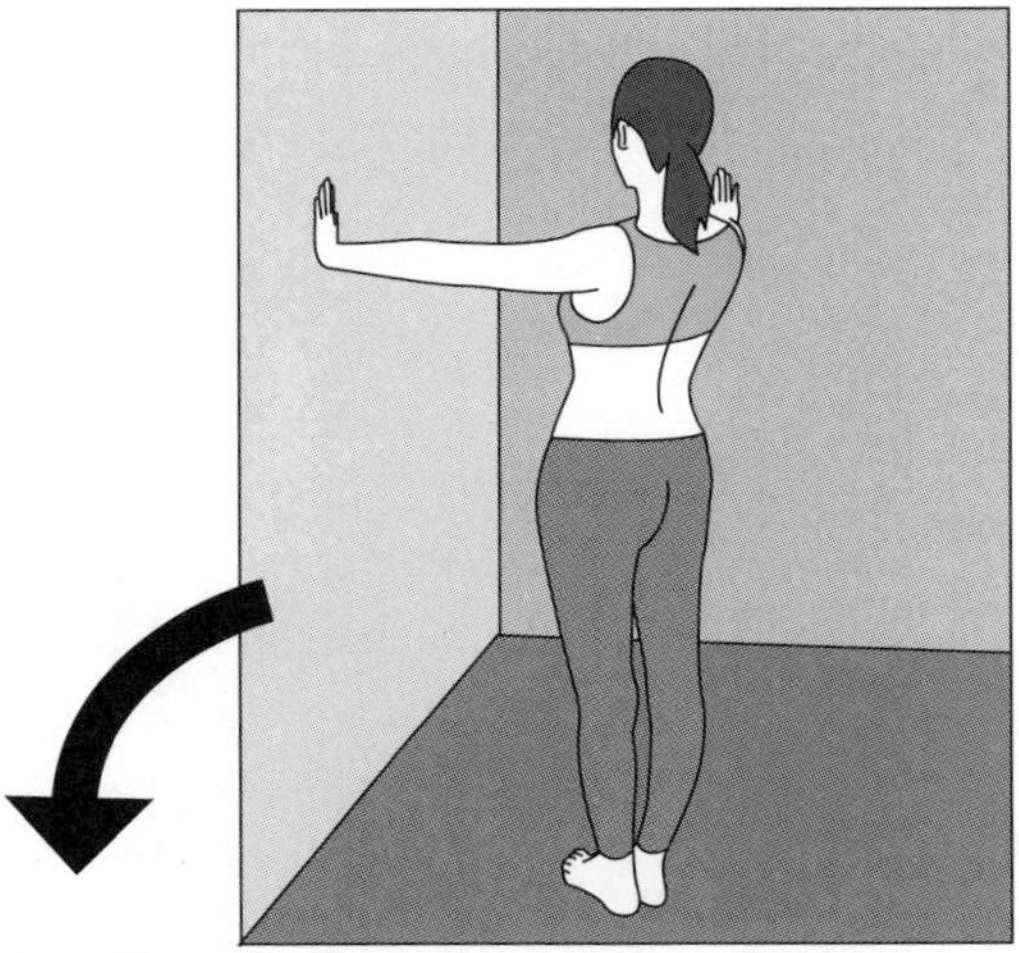

① 顔を正面に向け、最初の姿勢に戻します

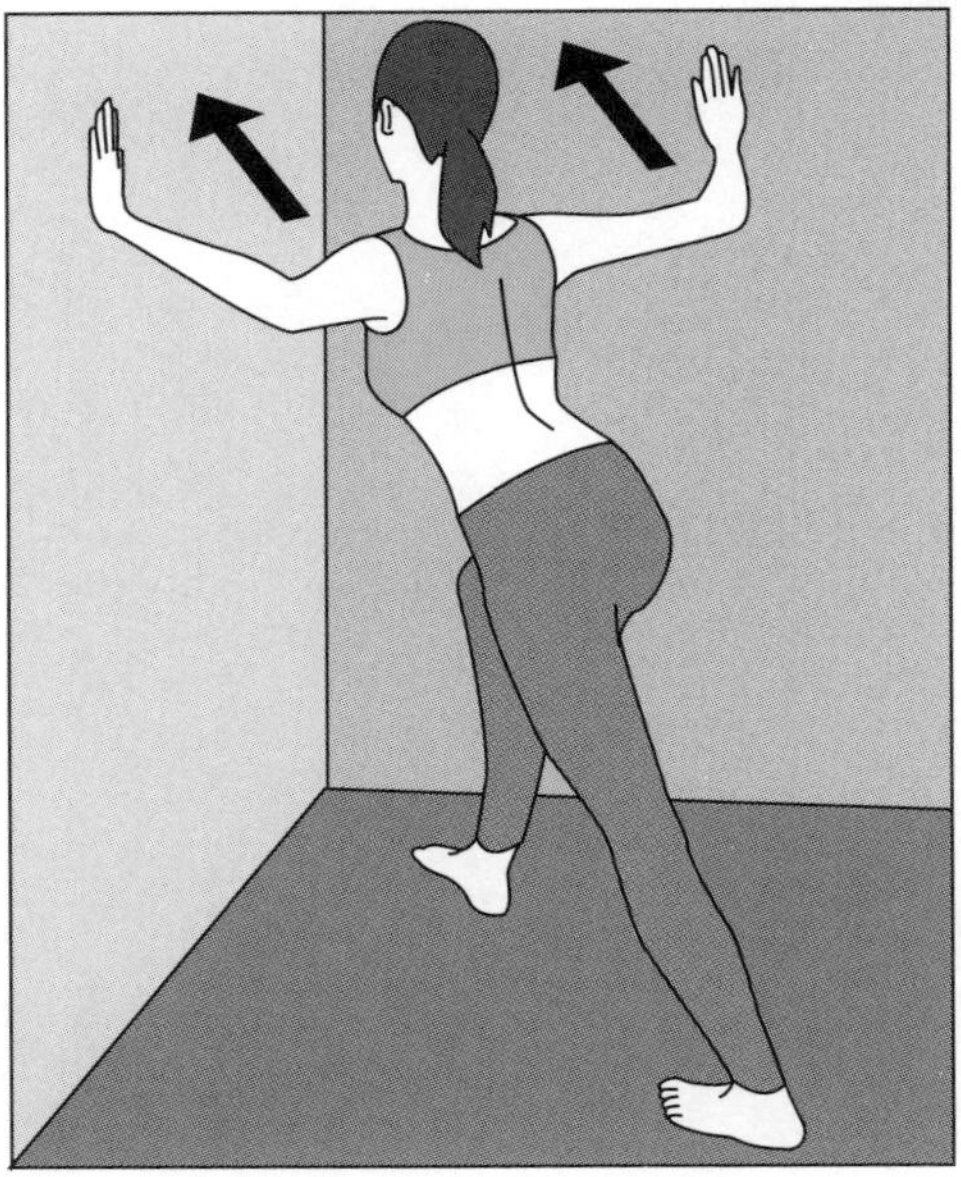

② 両ひじを曲げて上体を壁の角に近づけていき、顔を両手より前に出して20秒キープ

全能ほぐしストレッチ③

体の後ろのラインを伸ばす

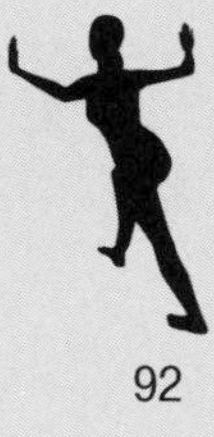

壁を押した姿勢から腕をまっすぐ伸ばし、頭を下げ、おへそを覗《のぞ》き込むようにします。このとき背中は軽く曲がる感じです。この体勢から片足を一歩前に出してつま先をグッと上げます。この姿勢で20秒キープ。左右で1セットです。

伸ばすのは、頭の後ろ、首の後ろ、背中、お尻、ハムストリング、アキレス腱まで、体の後ろ側のライン全体です。

つま先を上げることで、前に出した脚のふくらはぎも伸び、同時に前脛骨筋《ぜんけいこつきん》（すねの外側の筋肉）の筋トレにもなります。

腕は地面と平行で、肩幅より少し広いくらい。大きく広げすぎると、背中のストレッチ効果が薄くなります。また、頭を下に押し下げすぎて、手が〝天使の羽〟のように後ろにいってしまうと、やはり背中のラインが伸びにくくなり、逆に別の部位がストレッチされます。頭を下げると同時に手の位置を調整しながら、後ろのライン全体を伸ばすように意識してください。

全能ほぐしストレッチ③のやり方

① 壁を押した姿勢から両ひじを伸ばします

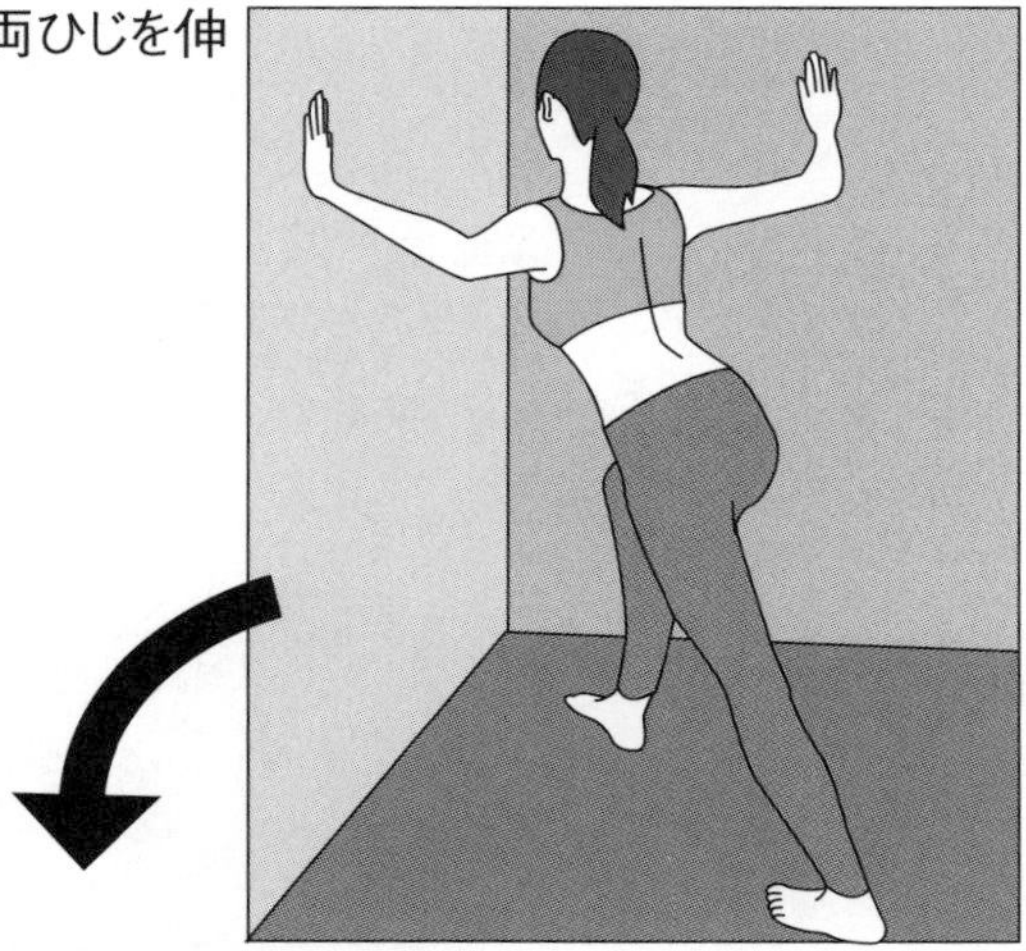

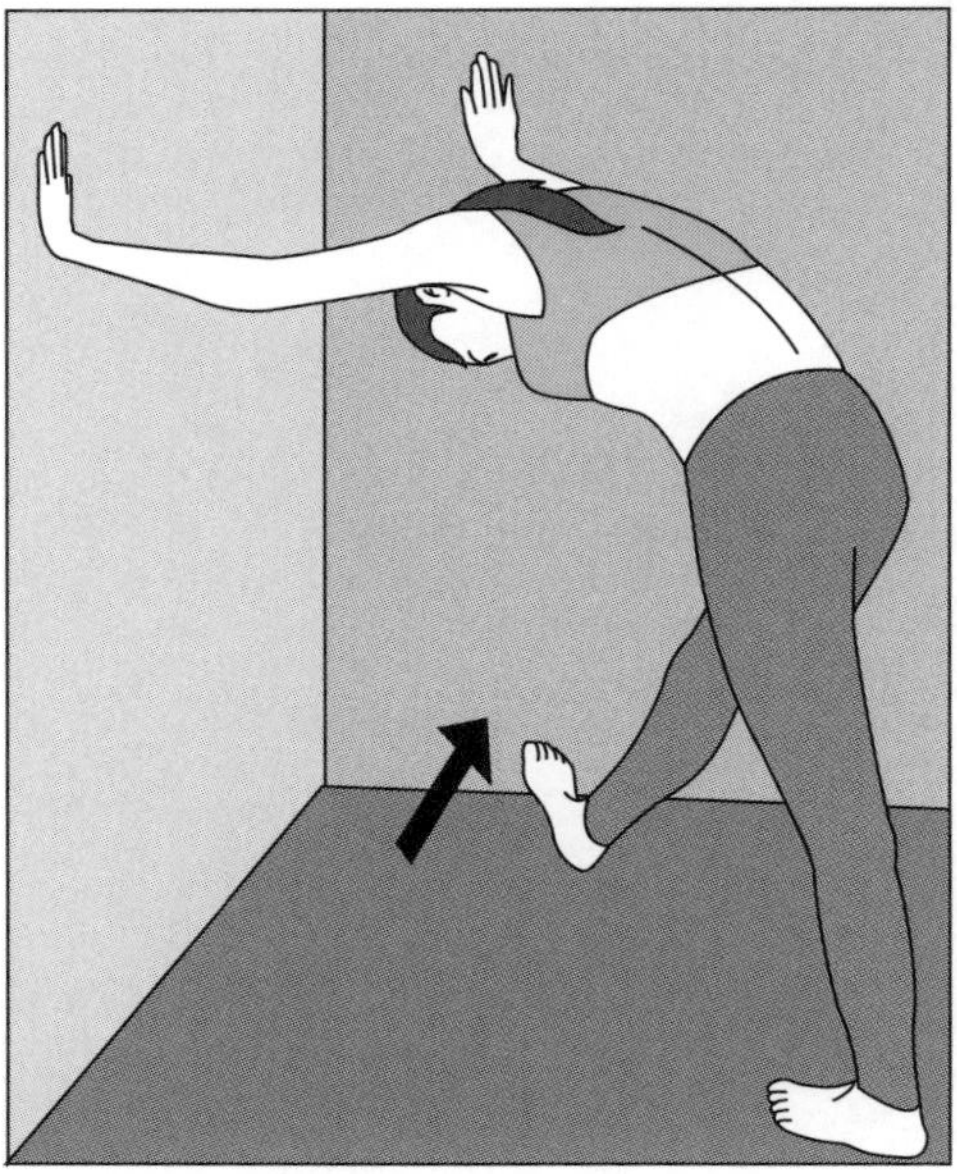

② お腹を覗き込むように頭を下げます。背中は丸めます。前に出した足のつま先を上げて、両ひざの裏を伸ばすようにして20秒キープ。頭が下がるのと同時に両手の位置が下がってもOK

全能ほぐしストレッチの3つのポイント

ポイント ①

息を止めない

➡ ゆったりした呼吸でリラックスして、血流を滞らせない

ポイント ②

20秒キープする

➡ ジワーッと「もうひと伸び」する感覚を大切に

ポイント ③

1日3セットおこなう

➡ 1ポーズ計40秒。3ポーズ1セットで、1日3回を目安に

ポイント❶ 息を止めない

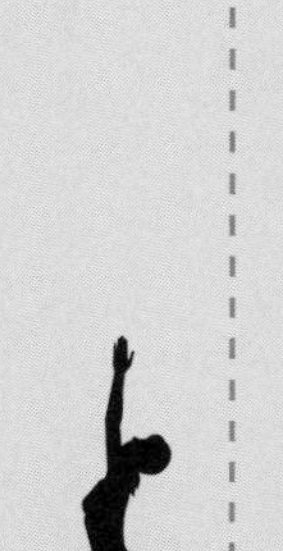

全能ほぐしストレッチを、より効果的におこなうために3つのポイントがあります。1つは、息を止めないこと。全能ほぐしストレッチは筋トレの要素も含まれているので、グッと力をいれて踏ん張るときに、つい息を止めてしまいがちです。しかし、これは効果を弱めてしまいます。

通常、ストレッチは息を吐きながらおこなうのがよいとされています。

これは、ゆったりとした呼吸で副交感神経を優位にして筋肉の緊張を緩める作用があるからです。

呼吸を止めると交感神経が優位になり、筋肉の緊張を高める効果があります。また、**呼吸を止めることで血流は悪くなる**ので、**筋肉への血流も滞ってしまう**可能性があります。

ただし、全能ほぐしストレッチは20秒間、同じポーズを維持することで効果を発揮します。20秒間息を吐き続けるわけにはいかないので、ゆったりと普通に息をしながらで大丈夫です。

ポイント❷ 20秒キープする

全能ほぐしストレッチのポイント2つめは、20秒キープすること。

筋肉をグーッと伸ばしていくと、最初は張っていた体がだんだん伸びた状態に慣れていくのがわかります。その段階を一歩超えると、さらにまた伸びる感覚を感じることができます。

ストレッチでは、この感覚が大事なのです。

筋肉を限界まで伸ばそうとすると体が防御反応を示し無意識にストップがかかります。しかし、少し時間をおくと筋肉の緊張がとれて、また〝もうひと伸び〟するようになるのです。

この**〝もうひと伸び〟の感覚が出てくるのが、個人差はありますが10秒を超えたあたり。**20秒くらいになるとジワーッと伸びた感じがするはずです。

ただし、20秒はきついと感じたら、最初は10秒で始めて徐々に慣らしていくのもよいでしょう。

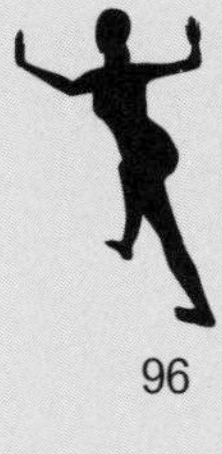

ポイント③ 1日3セットおこなう

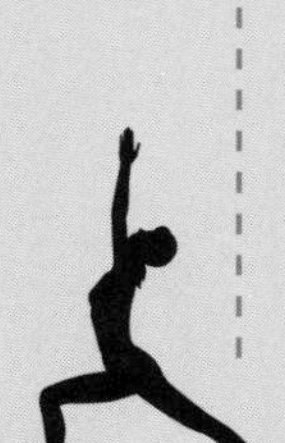

ストレッチは、毎日、習慣としておこなうのが理想です。ではどのくらいおこなえばよいのでしょうか。

全能ほぐしストレッチは、誰でも手軽にできるように構成されています。1ポーズ20秒、左右入れ替えて2回で40秒。これを3ポーズおこなうとトータルで120秒。1セット2分ということになります。

この1セットを、1日3回おこなうのが、私の推奨《すいしょう》です。

ただし、いちどに3セット連続でおこなうと体力的にもかなり消耗《しょうもう》します。あまり疲れてしまっては、長く続けられず、途中でやめてしまっては意味がありません。

3セットは連続でおこなう必要はなく、朝昼晩の空いた時間におこなってください。

ただし、就寝する直前はかえって心拍数が上がりすぎるので避けましょう。夜はお風呂上がりが、体がやわらかくなっているので効果的です。

全能ほぐしストレッチの3つのメリット

メリット ①

短時間でトータルストレッチ

➡ 全身の筋肉を同時にストレッチできる

メリット ②

立ったままできる

➡ 簡単にできるので習慣にしやすい

メリット ③

高齢でも無理なくできる

➡ シンプルで負担が小さく、運動効果は高い

メリット❶ 短時間でトータルストレッチ

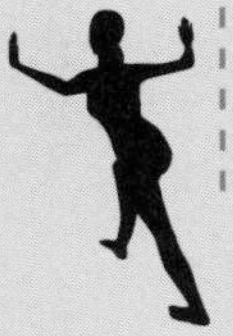

全能ほぐしストレッチの特徴は、ファシアを意識しながら体全体を伸ばしていくということでした。これはストレッチ効果や筋トレ効果を高めるためですが、同時に、時間短縮にもなります。

例えば、肩、腰、脚などの筋肉を一つひとつストレッチしていたら、手順も複雑になり、時間もかかります。そうなると、それぞれの筋肉をじっくり伸ばすこともできないかもしれません。

この全能ほぐしストレッチなら、**全身の筋肉を同時にストレッチできて、しかも1セット2分です。**

2分くらいなら、わざわざストレッチのための時間をとらなくても、例えば朝の着替えのついでに、テレビCMの間になど、ちょっとした空き時間を利用しておこなうこともできます。

短時間で手軽にできる、ということは、手軽に続けられるということでもあります。

メリット❷ 立ったままできる

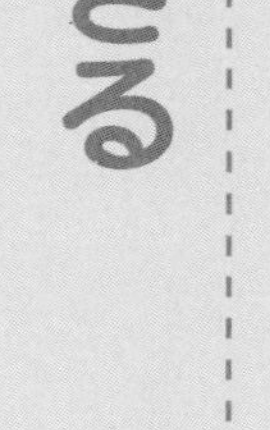

1つの関節、1つの筋肉だけでなく、いくつもの筋肉に作用するような総合的ストレッチは、他にもいくつもあります。

例えば、スポーツ系のストレッチでよく知られているのが、キャット&ドッグ。四つん這《ば》いになった状態で、背中を丸めたり反らしたりを繰り返すストレッチです。

このように、同時に複数の箇所に効く全身ストレッチとなると、床に座ったり寝転んだりするものがほとんどです。

ふだんからスポーツをしていて、ストレッチにも本格的に取り組んでいるような方は、それでも別段問題なさそうですが、日頃の健康維持のためにちょっと体を伸ばしたい、という人には、横になっておこなうストレッチは少し面倒に感じてしまうのではないでしょうか。

少しでも面倒と感じたら、忙しさを言い訳についつい怠ってしまいがち。**立ったままできることで、習慣化へのハードルがグッとさがるでしょう。**

メリット❸ 高齢でも無理なくできる

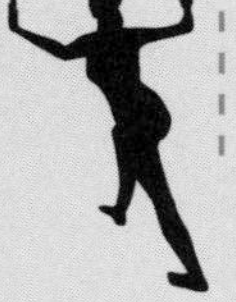

ある地方都市に講演にいったときに「全能ほぐしストレッチは高齢者でも無理なくできる、そこがよい」といわれました。

地方では、高齢者施設で暮らしているお年寄りも多く、健康維持のために体を動かすことを教えるのですが、なかなか難しいそうです。

手順が面倒だったり、負担が大きかったりすると、続けること自体が難しく効果が出にくいという現状に悩んでいらっしゃいました。

ところがこの全能ほぐしストレッチは、**シンプルなポーズなので70〜80代のお年寄りでも無理なくできます。**しかも、自室の角を利用して立ったままできるというのも大きなポイントです。

実際、70〜80代、あるいは90代の方がやっても、十分に効果があるはずです。

もちろん、20代、30代の方がおこなっても、体がほぐれて姿勢がよくなるのがわかるでしょう。

効果❶ 健康寿命が延びる

高齢の方が抱えている不調や痛みの多くは、体が硬いこと、筋肉やファシアが硬くなって、本来の体の機能を十分に使えていないことが原因であることがよくあります。こうした不調には、全能ほぐしストレッチは効果があるはずです。

とくに2章で挙げた、**首痛、頭痛、腰痛、逆流性食道炎、深《しん》部《ぶ》静《じょう》脈《みゃく》血《けっ》栓《せん》症、骨《こつ》粗《そ》鬆《しょう》症《しょう》、ロコモティブシンドローム、サルコペニアなど**は、直接的にも間接的にも、さまざまな部位の硬さや衰えが原因の一部になっている可能性があるので、症状の改善に役立つかもしれません。

もちろん、疾病の要因はさまざまなので、ストレッチをすればこれらの病気が治ると言い切ることはできません。しかし、日頃から体をやわらかくして血行をよくしておくことは、こうした疾病を予防することにつながります。ひいては、健康寿命を延ばすことにもつながるのです。

効果❷ 血流がよくなる

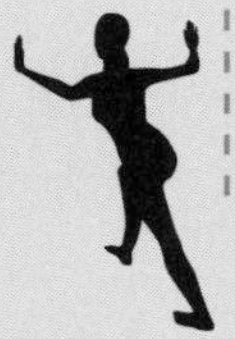

この全能ほぐしストレッチは、いずれも反対側の筋肉（主動筋）の力で、もう一方の筋肉（拮抗筋）を伸ばす仕組みになっています。前述したように、このタイプのストレッチがとても効果が高いのです。

また、筋トレとしての効果も期待できます。といっても、筋肉隆々の体をつくるというよりは、適度な運動という意味合いです。

実際にやってみるとわかると思いますが、**たいていの人は1セットで汗が噴き出し息が荒くなります。**わたしがテレビ番組で紹介したときには、40代の男性タレントの方が汗びっしょりになられていました。

運動したあと体がぽかぽかするように、**筋肉を動かすことで血流をよくする効果があります。**

全能ほぐしストレッチは、体全体の筋肉をほぐすことと筋トレ効果で、より高い血流アップ効果が期待できます。

効果③ 睡眠の質がよくなる

このストレッチを実際にやっていただいている方から「よく眠れるようになった」という声をよく聞きます。

1つは血流がよくなることで、体があたたかくなる、末端の血管にまで血流が行き届いて、冷え性が改善されるという理由があると思います。

もう1つ、運動をした後の適度な疲労感、適度な爽快《そうかい》感を感じることでぐっすり眠れる、ということもあるでしょう。ふだんあまりスポーツをしない人が、**スポーツを始めると夜眠れるようになるということがありますが、それと同じです。**

この効果は、ストレッチを開発したときには念頭に置いていなかったので、軽い驚きがありました。

体を動かした後の充実感と疲労から、不安感を感じることなく眠りに落ちるというメンタルな効果もあるのかもしれません。ストレッチの効果は睡眠不足や不眠の対策にも関連しているようです。

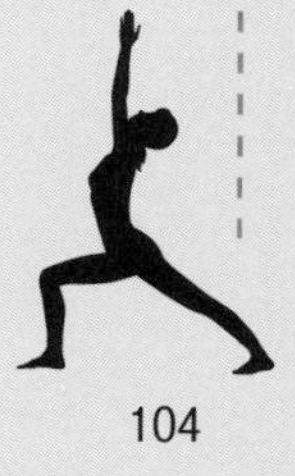

効果④ 体を動かしたくなる

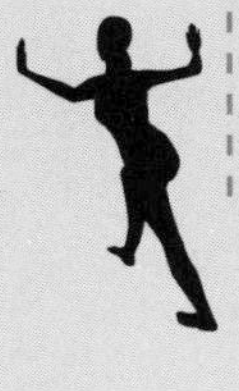

運動不足を自覚している人でも、いざこれからランニングを始めよう、何かスポーツを始めようとすると、なかなかハードルが高いものです。

この全能ほぐしストレッチは、全身のストレッチと同時に軽い筋トレにもなっています。

前述した通り、1セットおこなえばうっすら汗もかきますし、3セットで汗びっしょりになる人もいます。

血流もよくなって体があたたまってきます。

これから運動を始めるウォーミングアップのような感じで、自然と体を動かしたくなる効果があると思います。

もちろん、すでにふだんから習慣的に運動をされている方は、準備のためのストレッチとして取り入れていただいてもいいかもしれません。

どうしても外に出て運動するのが億劫《おっくう》な人は、これだけでも運動不足解消のために取り入れてみてください。

効果⑤ 見た目が若返る

全能ほぐしストレッチをすると、まず**姿勢がよくなります。歩幅も広がって、歩く姿も颯爽《さっそう》として見えます**。見た目で年齢を判断する際に、じつは姿勢は大きな要素になっています。美容整形などで〝顔年齢〟が若返っても、姿勢が悪いと実年齢に、あるいはそれ以上に老けて見えるのです。

これは股関節の手術をしたある年配の患者さんの話ですが、いままで痛みでゆっくりしか歩けなかったのが、術後にすたすた歩けるようになると、見違えるように若く見えるようになり、おしゃれにも気にかけるようになるなど、何より気持ちが若返ったような印象を受けました。

全能ほぐしストレッチでも同様の効果があると思います。背筋を伸ばし、しっかりした歩幅で歩けば、若い人と並んでも気後れすることはないでしょう。

そうすれば外に出て歩くことも楽しくなり、健康への〝正のスパイラル効果〟が生まれるのではないでしょうか。

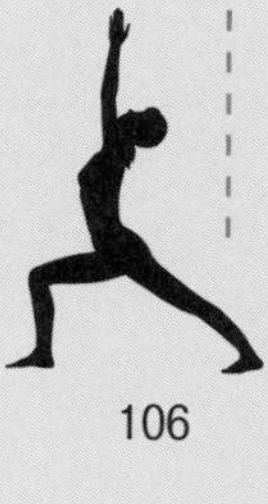

効果⑥ 認知症の予防

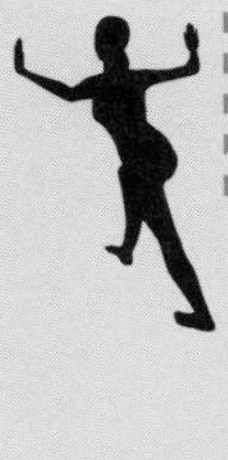

　これは直接的な効果ではありませんが、認知症の予防の意味でも全能ほぐしストレッチはお勧めできます。

　体が硬いと、思うように動けなくなり、活動量が減ってロコモティブシンドロームになりがちです。

　ロコモになると、外へ出て歩くだけでも労力がいるようになり、また、つまずいて転んだりしやすいので、ますます家にこもりがちになります。

　1日のうちで外出する時間が短いほど、認知症になる割合が増える。これはデータでも裏付けられています。

　さらに、運動器の衰えは将来介護が必要になるリスクを高めますが、認知症もまた同じくらい要介護の要因となっています。

　認知症の予防はいつ始めても早すぎることはありません。まずは、**活動できる健康な体を保つ**ことが大切なのです。

猫背が緩和し、不調が消えた

ケース①

これまで多くの患者さんに全能ほぐしストレッチをお勧めしてきましたし、テレビやYouTubeなどのメディアでも紹介されてきました。

ストレッチで痛みが消えた、不調が改善したという声は多くの方からいただいています。

ここでは2つの事例を紹介しましょう。

1つめの例は、私の患者さんではないのですが、このストレッチを知り、実際にやってみたとおっしゃいます。ご高齢で、猫背とそれに伴う不調でお悩みでした。レントゲン検査で「骨棘《こつきょく》（骨がトゲ状に変形する）あり、胸椎変形《きょうついへんけい》、腰椎《ようつい》変形あり」と診断されています。親族に医師が何人もいて、いくつもの病院を訪ねたのですが、有効な治療はなかったそうです。

ところが、私の本を見てストレッチをやってみたら、**それまでどの医師にも「治らない」といわれていた猫背が緩和し、不調の症状が治った**そうです。そのことを私に伝えるために、わざわざ訪ねてきてくださいました。

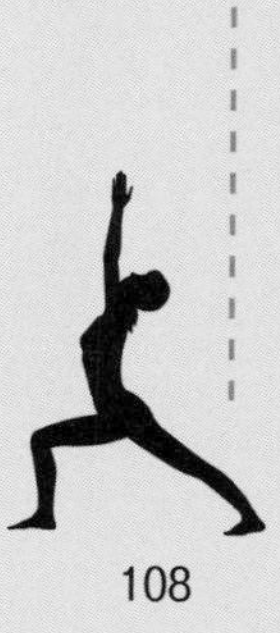

立ち仕事時の腰や脚のしびれが改善

ケース②

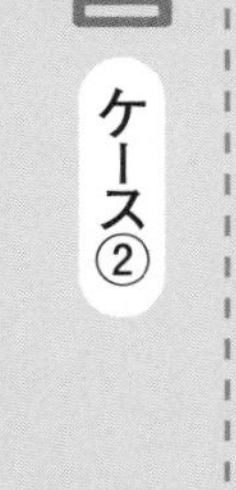

もうひとりの方は、乳がんの摘出手術を受けた女性です。術後、**右の腰から脚にかけてしびれを訴えていました。**

病み上がりということもあり、ふだんは活動量も少なく、夕方、家事などで立ち仕事をするときなどに、疼痛《とうつう》（ズキズキとした痛み）を感じるとのことでした。

この方は、たまたま病院の待合室で私の著書を読んだそうです。そして、座りすぎていたことが原因で、筋肉が硬くなっていたこと、しかも座る姿勢が悪かったために骨盤後傾になっていたことに気づきました。

そこで、まず同じ姿勢で座り続けない、30分座ったら立って歩く、お尻に巻きタオルを当てて骨盤後傾を矯正《きょうせい》する、そして、ストレッチによって腸腰筋を伸ばす、という意識改善を続けました。その結果、症状が改善されたのです。

この事例でわかることは、体を動かすこと、日常生活でのちょっとした意識がいかに大切かということです。

〈ミニ知識③〉

サウナとストレッチの共通点

ストレッチで「体がほぐれた」という感覚は、誰もが実感できると思います。では「血流がよくなった」という感覚は、どのように実感できるでしょうか。

例えば、運動をした直後は血流がよくなっているのは当然ですが、運動以外で血流がよくなるといえば、まずサウナが思い浮かびます。

サウナの効果を、最近ではよく「整う」といいますが、これは自律神経が整ったとも解釈できます。自律神経は血流の変化に大きく関係していますから、熱いサウナ室から急激に冷たい水風呂に入るという繰り返しは、血管を広げたり縮めたりするトレーニングにもなるのです。

全能ほぐしストレッチも、適度な筋トレがふくまれているので、しっかりおこなえばたっぷり汗をかいて、サウナで「整う」ような感覚を実感できるはずです。

5章

その症状には、このストレッチ＆エクササイズが効く！

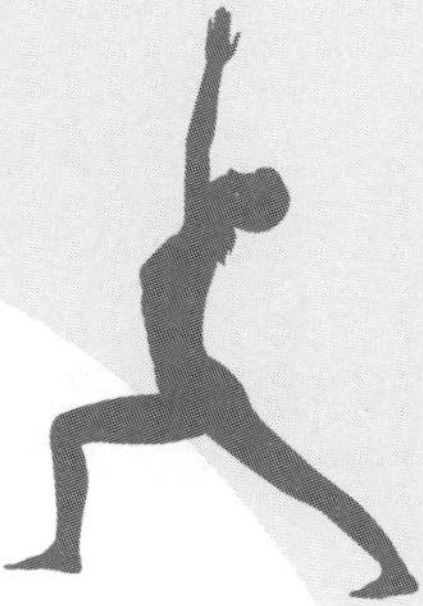

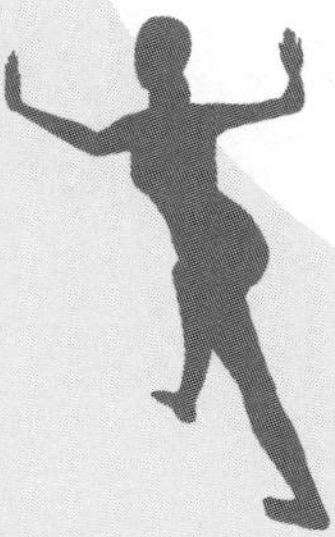

ストレートネック⬇1分首倒し

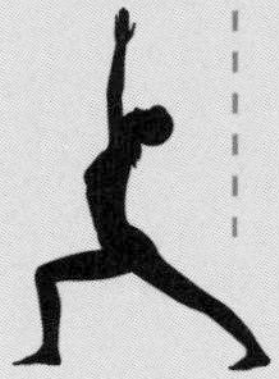

じつはわたし自身もストレートネックになった経験があります。

論文などの執筆《しっぴつ》が忙しすぎて、気がついたら首が痛くて上も下も向けなくなっていました。このとき、レントゲンを撮ってもらった技師から「ストレートネックがストレッチで治った患者さんがいる」と聞いたことが、わたしにとって転機になりました。

ストレッチの有効性、セルフケアの重要性に気づくヒントになったのです。

そして実践したのが「1分首倒し」です。首の骨（頸椎《けいつい》）は7個の椎骨《ついこつ》からできていますが、この連なりが歪んで前倒しになってしまった状態がストレートネックです。そこで、この**7個の骨を1つずつ後ろに倒していくことをイメージしながら、20秒かけてゆっくりストレッチしていきます。**

最初に頭の前屈、次に左右各10秒、最後に上向きに20秒で、計1分となります。

わたしの場合、約3週間で痛みが取れて湿布もいらなくなりました。レントゲンを撮ると、頸椎の配列の歪みもちゃんと治っていました。

首の骨の並びの歪みを治すストレッチ

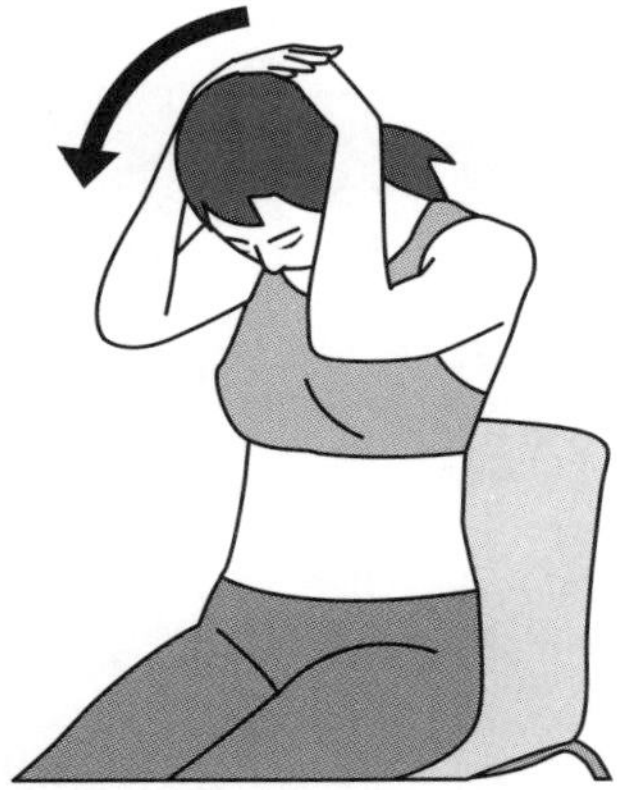

①頭の後ろで両手を組み、ゆっくり
前屈させていく。めいっぱい
前屈したら、20秒キープして、
ゆっくりもとに戻す。
背中を丸めるとより効果的

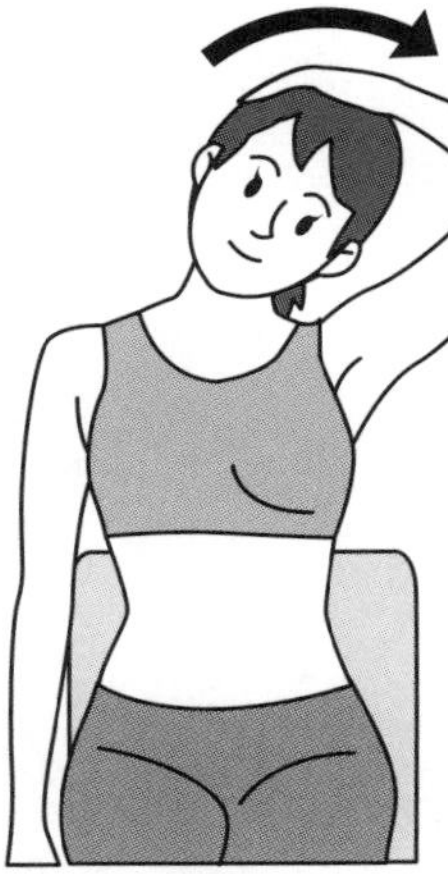

②左手を右の側頭部に当て、
頭をやや左後ろに押しながら
横に倒す。めいっぱい倒したら
10秒キープしてゆっくり
もとに戻す。反対側も同様に
おこなう。垂らした右手を
背部から左腰に回して
ロックするとより効果的

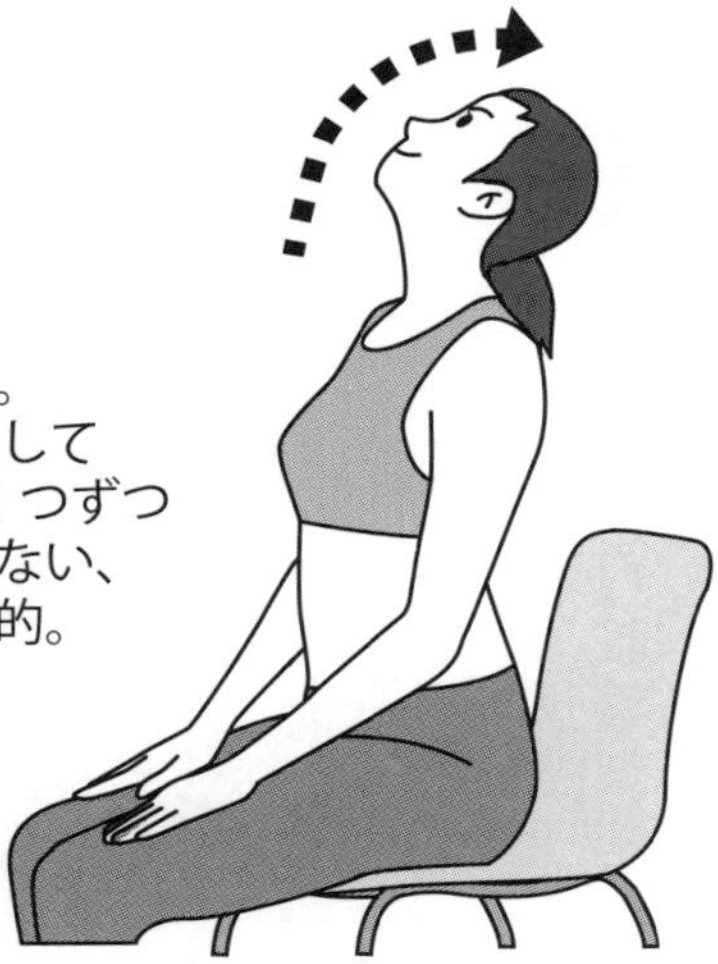

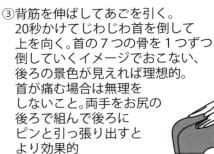

③背筋を伸ばしてあごを引く。
20秒かけてじわじわ首を倒して
上を向く。首の７つの骨を１つずつ
倒していくイメージでおこない、
後ろの景色が見えれば理想的。
首が痛む場合は無理を
しないこと。両手をお尻の
後ろで組んで後ろに
ピンと引っ張り出すと
より効果的

股関節痛 ↓ 3Dジグリング

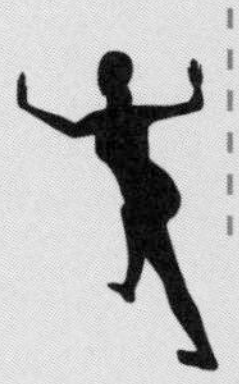

股関節痛の原因の多くは、股関節の軟骨がすり減って関節が変形していく変形性《へんけいせい》股《こ》関節《かんせつ》症《しょう》です。

股関節の痛みは3D（スリーディー）ジグリングで軽減することができます。

ジグリングとは小刻みに震えるような動きをいいます。

例えば貧乏ゆすりもジグリングですが、股関節は貧乏ゆすりのように1方向ではなく、さまざまな方向に動きます。そこで股関節をあらゆる方向に動かすように工夫した動きが3Dジグリングです。

まず背筋を伸ばし、股関節に手を当て、腰を少し落とし、左右にそれぞれ10回まわします。**股関節のまわりには22の筋肉があるので、これらをそれぞれ伸ばしたり収縮させたりしてほぐします**。また、関節を動かすことで関節液が分泌され、痛みが和《やわ》らぎます。

基本の3Dジグリングに慣れたら、より効果の高い、両ひざと両足を揃えてのジグリングもトライしてください。

股関節まわりの筋肉をほぐすエクササイズ

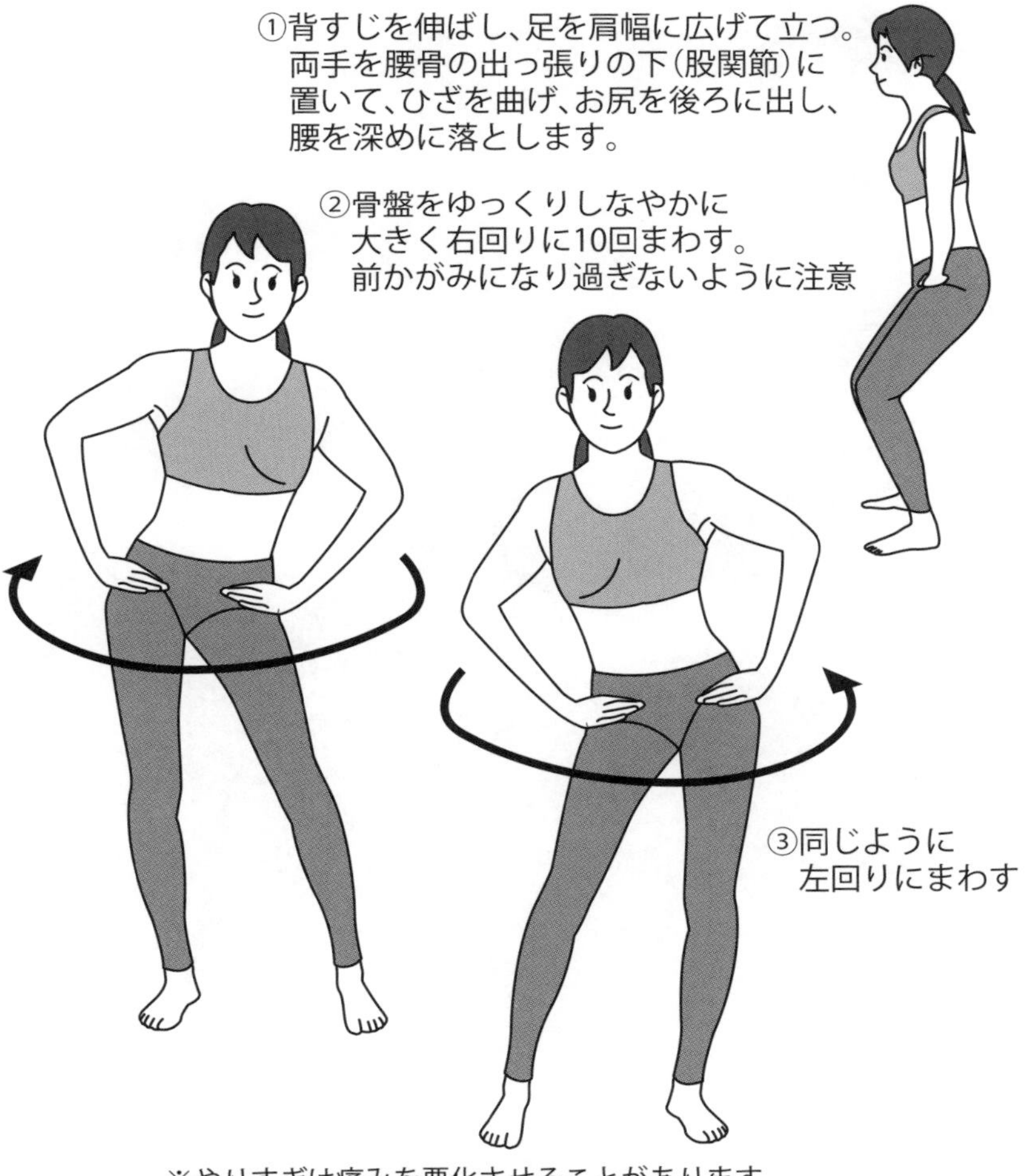
①背すじを伸ばし、足を肩幅に広げて立つ。
両手を腰骨の出っ張りの下（股関節）に
置いて、ひざを曲げ、お尻を後ろに出し、
腰を深めに落とします。
②骨盤をゆっくりしなやかに
大きく右回りに10回まわす。
前かがみになり過ぎないように注意
③同じように
左回りにまわす

※やりすぎは痛みを悪化させることがあります。
途中で痛みや違和感を感じたら中止してください。

より効果の高い3Dジグリング応用篇

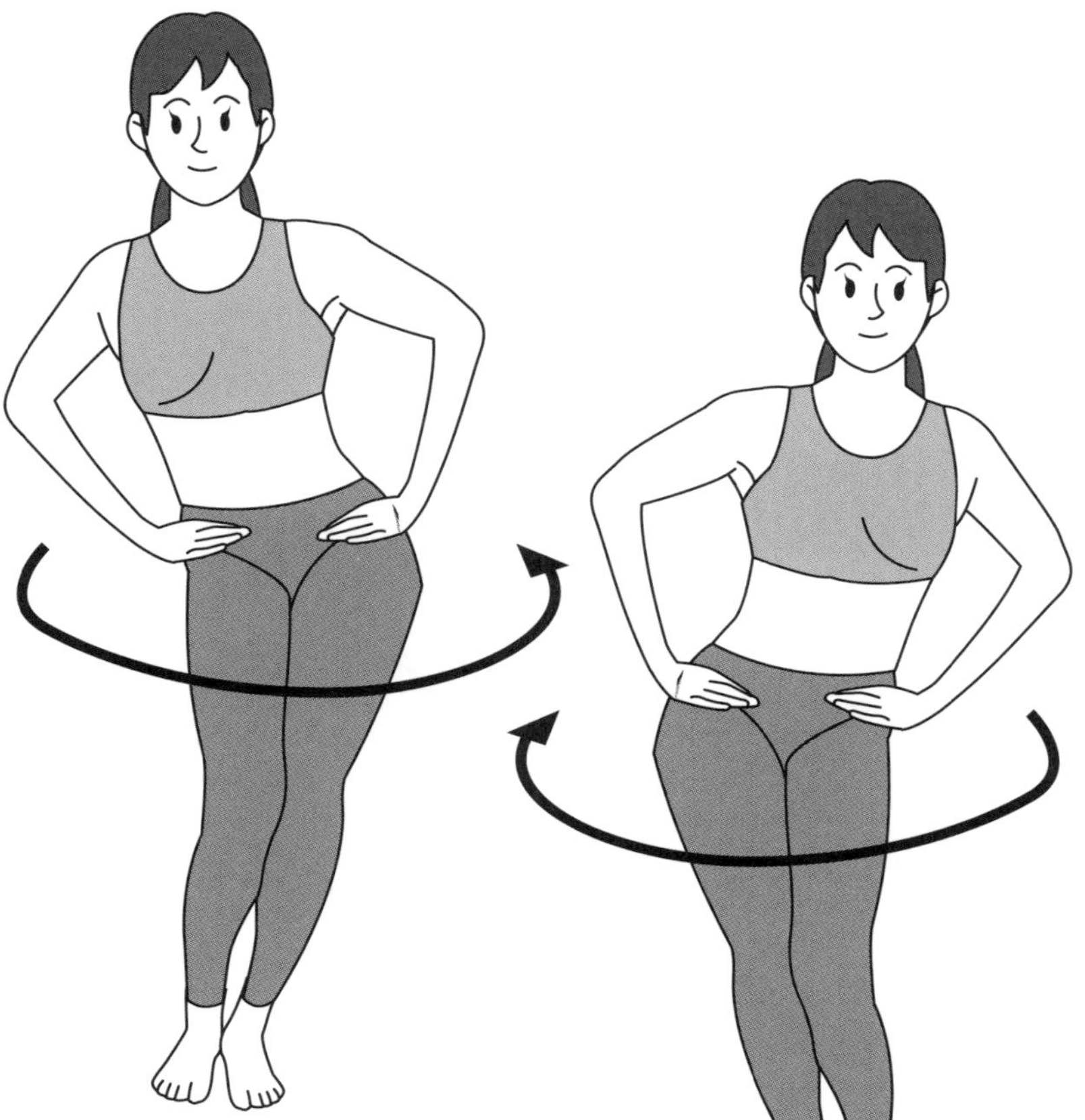

背すじを伸ばし、足を揃えて立ち、両ひざと腰を、
やや深く落とします。
骨盤を右回り、左回りにゆっくりとまわします
左右1回を1往復として10回まわします。

肩こり⬇アームラインストレッチ

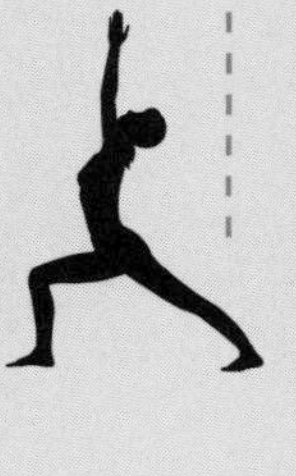

肩こりに悩んでいる方は多いと思いますが、たいていは肩をもんだり、湿布を貼ったり、まず表面の痛みを和らげることを考えがちです。

しかし、じつは痛みの原因は肩甲骨《けんこうこつ》まわりの深い部分にある筋肉やファシアである場合が多いのです。

そこで、**体幹から両腕の先に伸びているアームラインのファシアを伸ばしながらほぐしてあげる**ことで、肩の痛みが改善する可能性があります。

アームラインストレッチは3つの動きをセットでおこないます。「腕の内側ひねり」は両腕を左右水平に指先までぴんと伸ばした姿勢から、親指を下方向にぐるりとひねります。「腕の外側ひねり」はその反対。「腕の交互ひねり」は、左右逆方向にひねります。ひねったらそのまま20秒キープ。

3つの動きでは、それぞれ伸ばされる筋肉やファシアが微妙に異なります。1セットをおこなうことで、肩がだいぶ軽くなるはずです。

肩甲骨まわりの深部までほぐすストレッチ

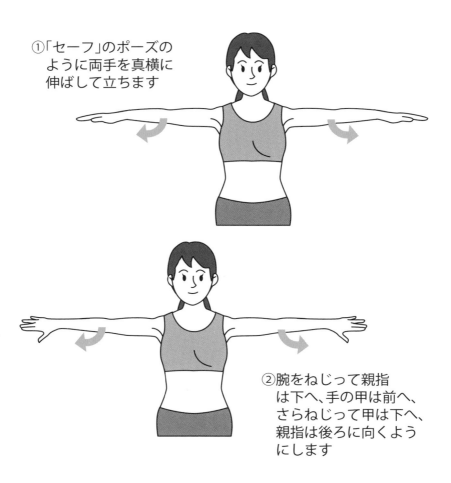

①「セーフ」のポーズのように両手を真横に伸ばして立ちます

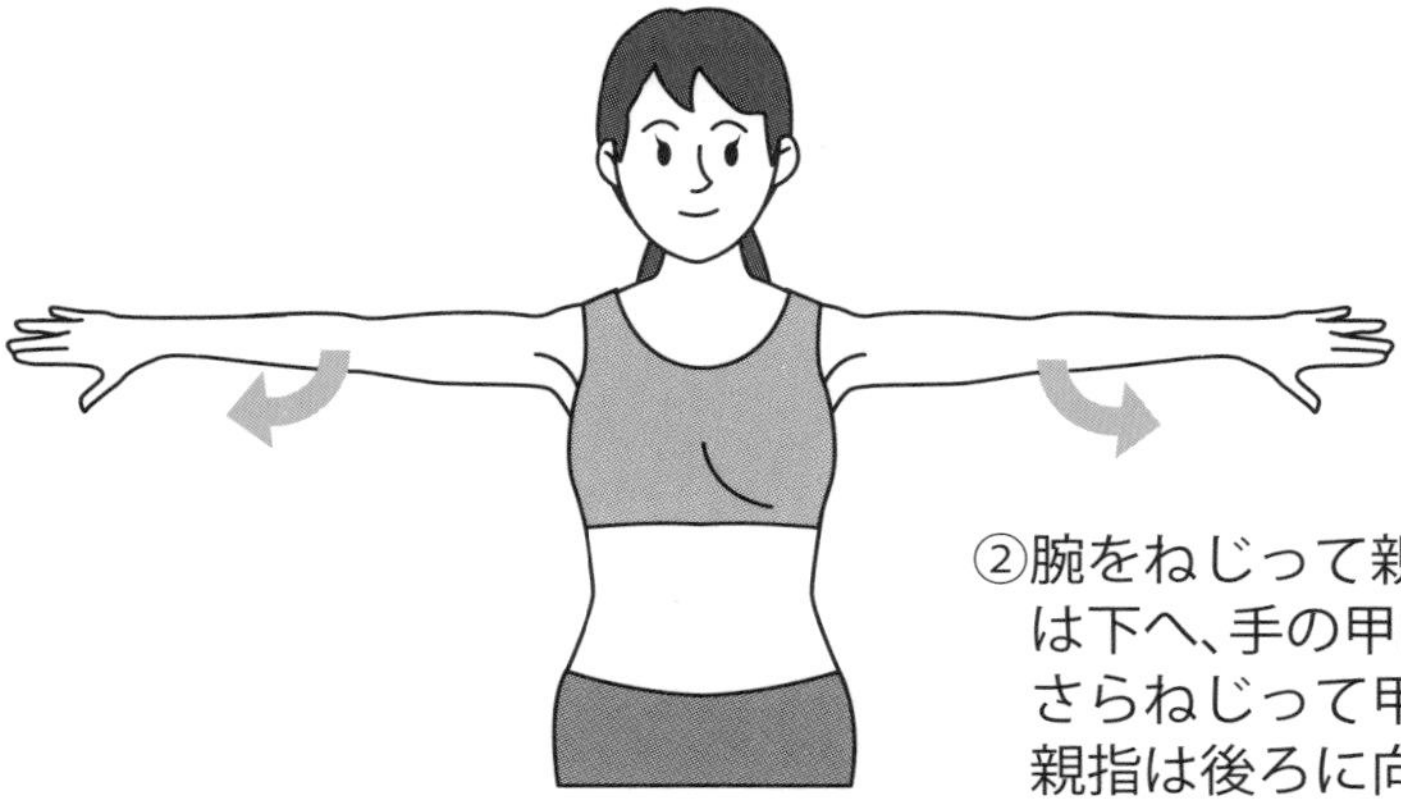

②腕をねじって親指は下へ、手の甲は前へ、さらねじって甲は下へ、親指は後ろに向くようにします

③自然と前傾して
背中は丸まります。
そのまま20秒
キープします

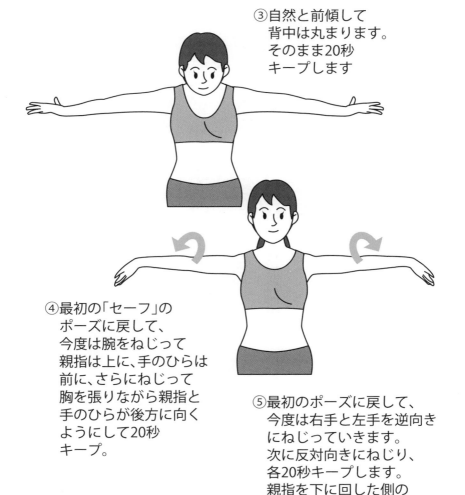

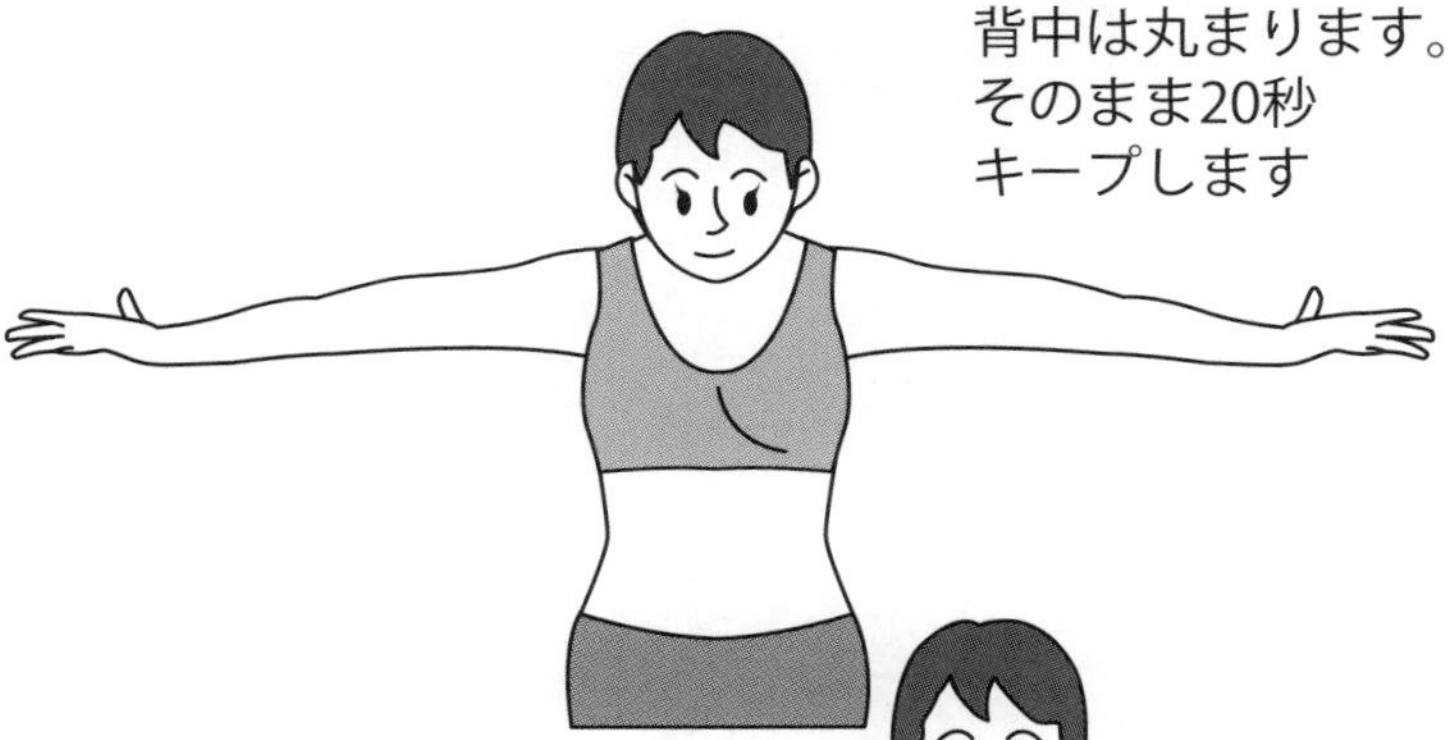

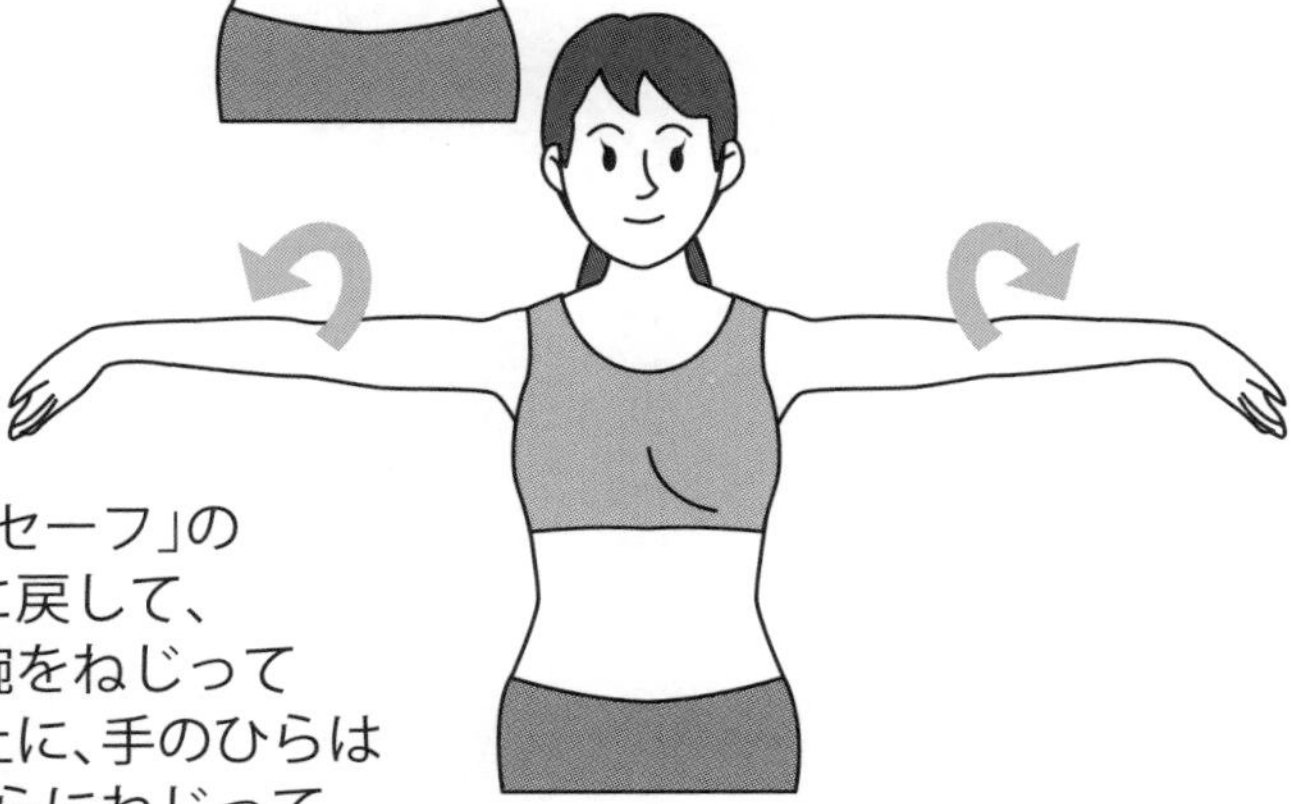

④最初の「セーフ」の
ポーズに戻して、
今度は腕をねじって
親指は上に、手のひらは
前に、さらにねじって
胸を張りながら親指と
手のひらが後方に向く
ようにして20秒
キープ。

⑤最初のポーズに戻して、
今度は右手と左手を逆向き
にねじっていきます。
次に反対向きにねじり、
各20秒キープします。
親指を下に回した側の
肩は自然に前に出て、体幹も
ひねることができます

静脈血栓塞栓症の予防 ➡ ふくらはぎストレッチ

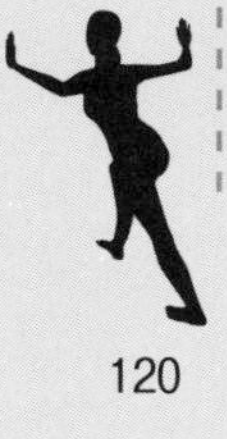

ふくらはぎには腓腹筋《ひふくきん》とヒラメ筋という2つの筋肉がありますが、その中には血管がたくさん詰まった静脈叢《そう》があります。この静脈を筋肉の動きで刺激することで静脈血を押し出すポンプの役割をしていることはすでに説明した通り。ふくらはぎが第二の心臓と呼ばれる所以《ゆえん》です。

ふくらはぎストレッチは、かかととつま先を交互に引き上げることで、**腓腹筋、ヒラメ筋のこりをほぐし、この下腿《かたい》ポンプを活性化。静脈の血流をよくし、静脈血栓塞栓症《じょうみゃくけっせんそくせんしょう》の予防につなげます**。

また、立っておこなう場合は、地面からのかかとへの振動が骨を刺激し、骨粗鬆症《こつそしょうしょう》の予防にもつながります。

さらに、ふくらはぎの前側の筋肉（前脛骨筋《ぜんけいこつきん》）の筋トレにもなっています。高齢者では、歩く際につま先が上がり切らずにつまずいてしまうことがよくありますが、そうした転倒の防止にも役立ちます。

下腿の静脈の血流をよくするストレッチ

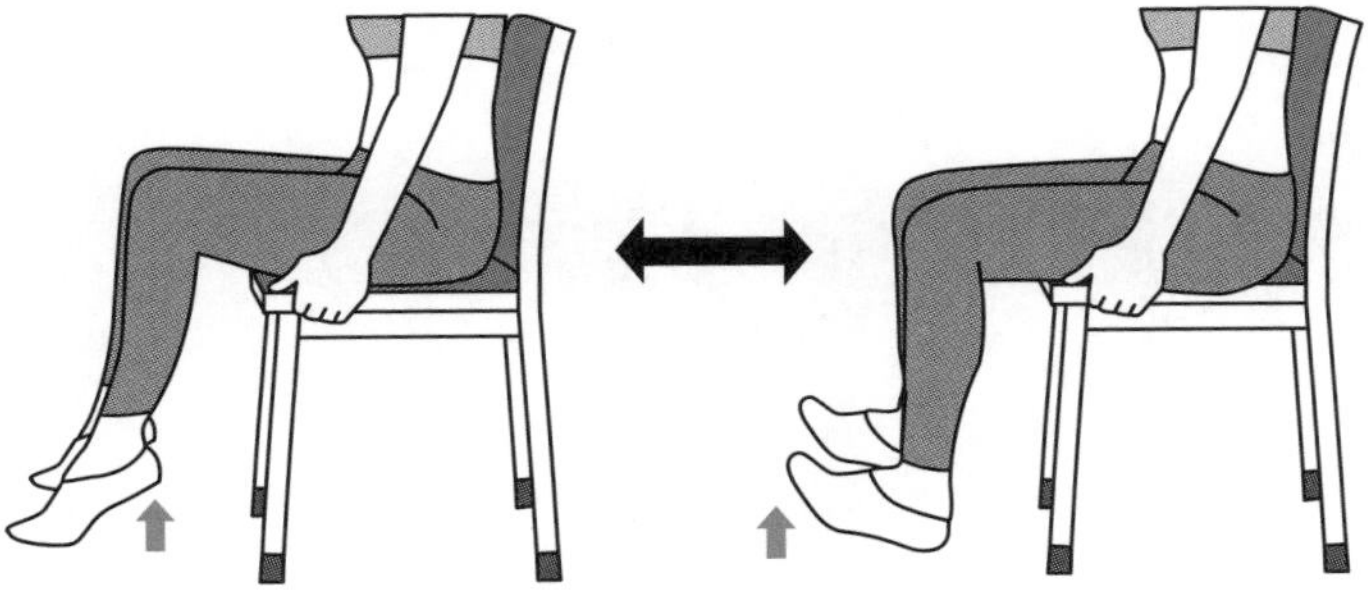

かかととつま先を交互にめいっぱい上げます。ひざから足首までの前側と後ろ側の筋肉を伸ばすことを意識します。かかとを上げるときは、つま先で地面をつかむように意識します

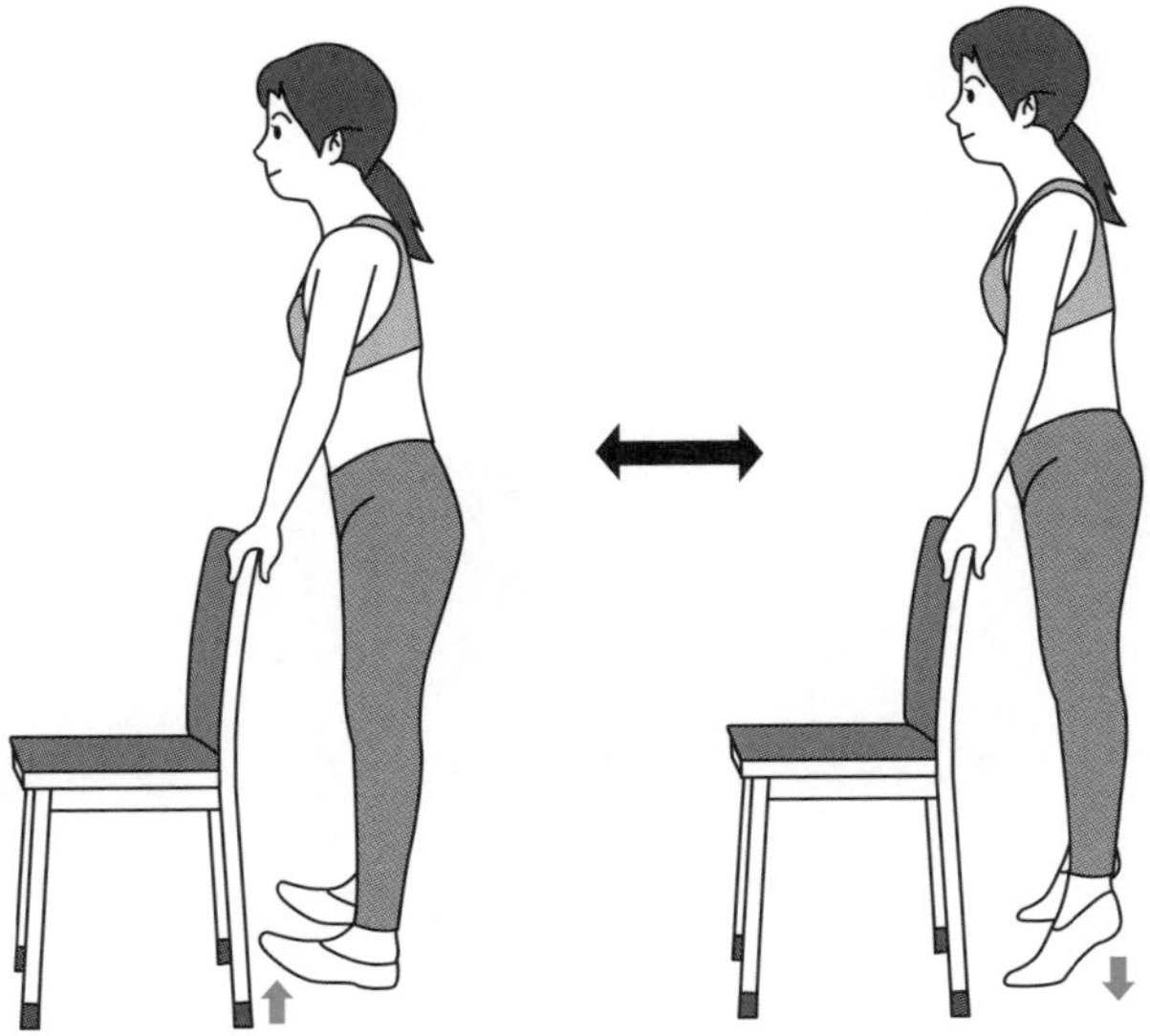

同様のストレッチを立っておこなうと、骨を刺激して
骨粗鬆症の予防にも役立ちます

このストレッチは「静脈血栓塞栓症に対する薬剤や電源器具を用いない最適な理学的予防法介入の確立と開発」というテーマの一端で、本研究の一部はJSPS科研費JP17K10940の助成を受けた

腰痛 ↓ ドローイン

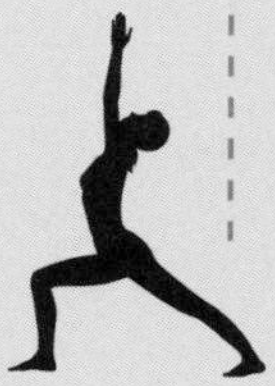

腰痛がひどくなると、コルセットを使って治療するようになります。

これはお腹と骨盤をぎゅっと締めて腰まわりを安定させ、腰部の負担を軽減することが目的です。

コルセットを使うのはかなり重度の腰痛ということになりますが、そうならないように、腰痛が気になる方は、**お腹の筋肉（腹横筋《ふくおうきん》）を鍛えておくことをお勧めします。腹横筋は、いわば自前のコルセットなのです。**

腹横筋を鍛えるドローインは、仰向けになってリラックスした状態でおこないます。両ひざを立ててゆっくり息を吐きながらお腹をへこませていき、吐ききったところで10秒キープ。これを3回繰り返して1セットとします。

腹横筋は、腹筋群の深部にある、いわゆるインナーマッスルです。

腹横筋を鍛えることは、腰痛の予防だけでなく、便秘の解消や、胃下垂《いかすい》の予防などにも役立ちます。

お腹のインナーマッスルを整えるストレッチ

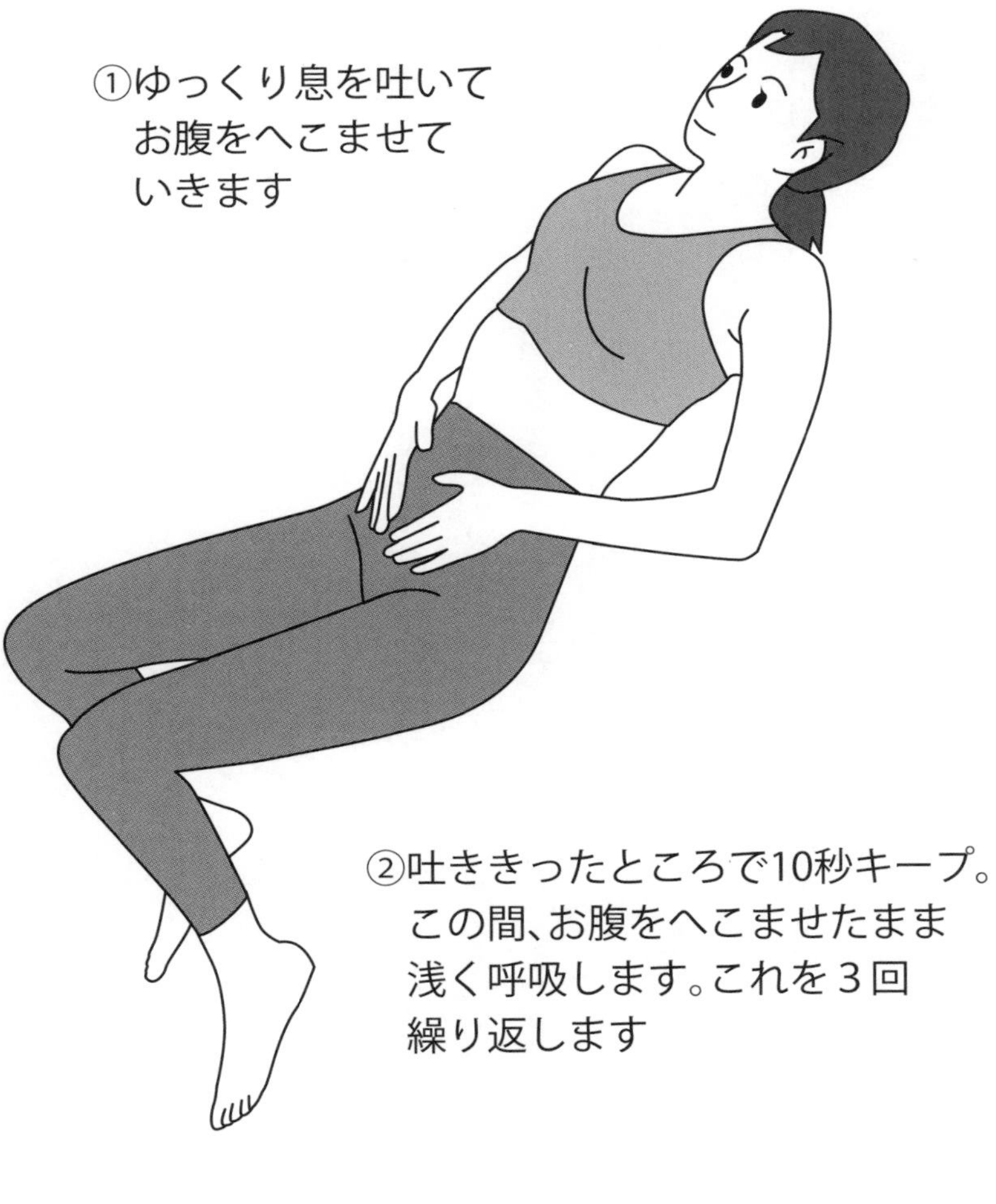
①ゆっくり息を吐いて
お腹をへこませて
いきます
②吐ききったところで10秒キープ。
この間、お腹をへこませたまま
浅く呼吸します。これを３回
繰り返します

転倒予防 ↓ 壁際スクワット

全能ほぐしストレッチに適当な壁を見つけたら、ぜひ、壁際スクワットをメニューに加えてみてください。

スクワットは筋トレの王道。丈夫な足腰を維持するためにも、絶好の筋トレです。しかし、スクワットは簡単なように見えて、案外やり方が難しいのです。正しいスクワットは、上体をまっすぐ起こしたまま、**お尻を後ろに出しながら**腰を落とします。前かがみになるのはNGです。また、ひざがつま先より前に出るのもNG。

間違った姿勢でスクワットをおこなうと、効果がないばかりか、ひざに負担をかけてしまい、逆効果になりかねません。

しかし、姿勢は自分ではなかなかチェックできません。つい無意識に楽な姿勢をとってしまいがちです。

そこで壁を目の前にしてスクワットをすることで、上体が前に倒れたり、ひざが前に出るのを防ぐことができるのです。

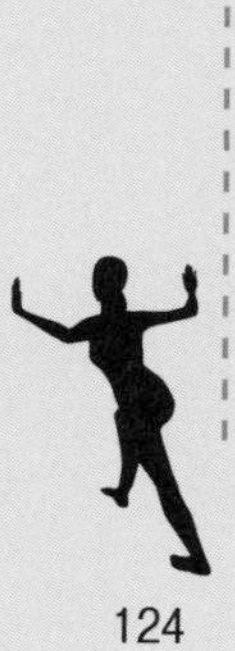

自然と正しい姿勢でスクワットができる

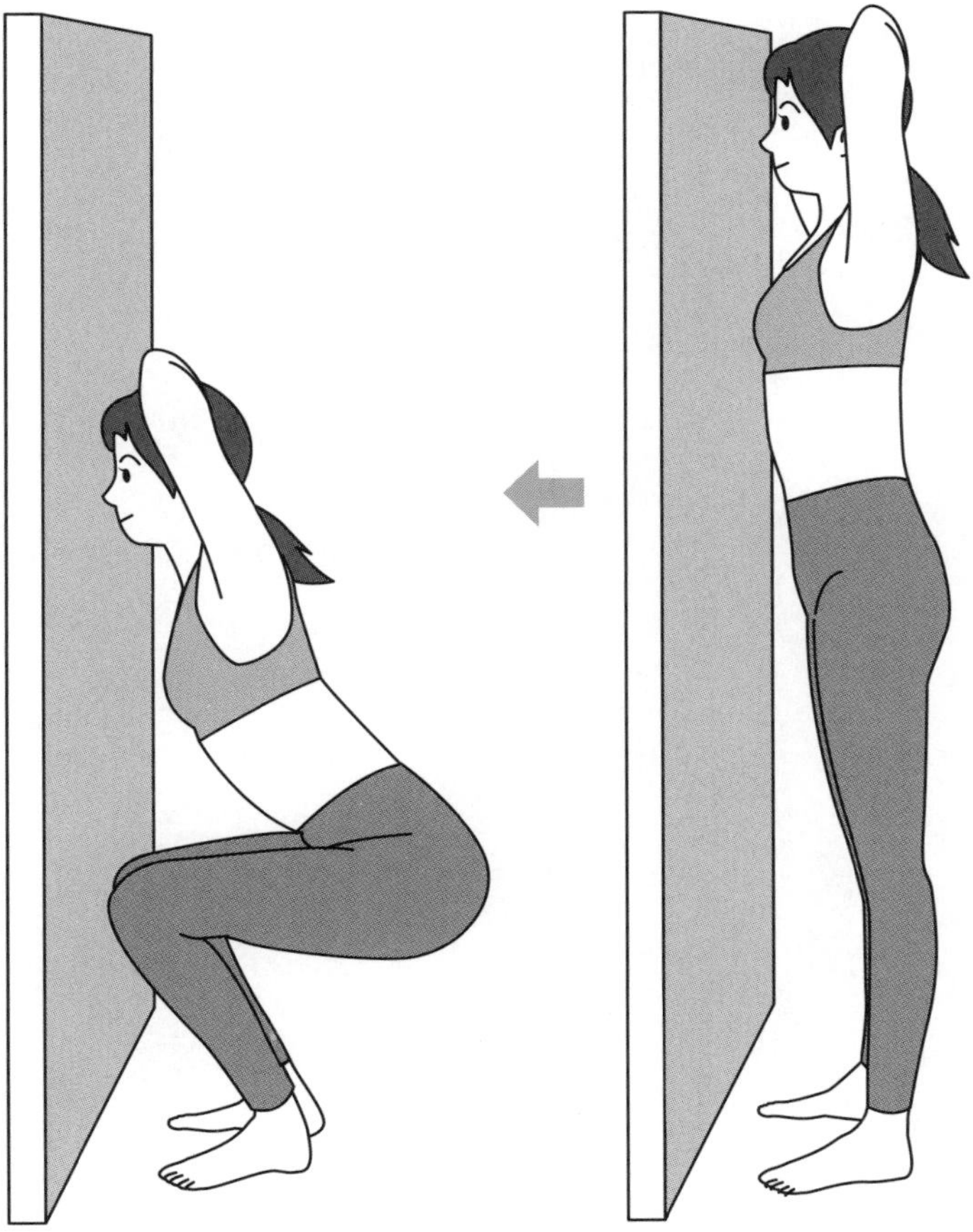

① 頭の後ろで手を組み、足は肩幅程度に開いて立ちます。最初は足のつま先を壁からこぶし1個程度離してもOKですが、つま先を壁から離さずに壁につけておこなうのが理想的です。理由は、ひざがつま先より前に出ない、正しいスクワットをおこなうためです。

② ひざと顔が壁につかないように、お尻を後ろに出してひざを落としていきます。太ももが地面に平行になるまで落とし、もとに戻します。10回を1セットとします

あとがき

「あ〜、年をとったな」と思う瞬間は、誰にでもあるはずです。ちょっと体力が衰えた、体が思うように動かない、節々に痛みがある……そんなときは、もう年なんだからこれからあまり無理をせずにいこう、などと思ってしまいがちです。

たしかに、不調を訴えて医者にいけば、「痛みが治まるまで、あまり動かさず、安静にしていてください」といわれることが多かったでしょう。

しかし、世の中の常識は変わりつつあります。いまではむしろ、体は動かしたほうがよい、という考え方が主流になりつつあるのです。

例えば、変形性関節症。加齢などとともに、関節の間の軟骨がすり減ってしまうことで、関節の骨が摩擦《まさつ》を起こして痛みを感じるという症状です。年をとってひざなどの関節の痛みを訴える患者さんは、多くはこの変形性関節症です。

この変形性関節症も、最近の研究では、ウォーキング、水泳、自転車、ピラティス、ヨガなど、軽い運動をすることが治療に効果的という報告があります。

動かすことで筋肉が強化され関節周囲が安定し、血流がアップし、体がやわらかくなる。

かつ、関節から滑液という液が分泌されてそれが関節の動きを滑らかにするというのがその理由です。

体は、動かさないと硬くなってしまいます。筋肉が固縮して、関節の可動域も狭くなってしまいます。逆に、動かすことで不調を予防したり、ときには治したりすることもできます。

以前は、普通に治らないと思われていたストレートネックが、ストレッチで治るという体験に、わたし自身が驚いたのですから。

だから、痛いから動かないでいよう、これ以上悪くならないようにそっとしておこう、などと思わないでください。

痛みはとれても、骨や筋肉は萎《な》えてきます。

体を正しく動かして、これからもずっと健康に毎日を楽しんでください。

そのために、わたしの考案した全能ほぐしストレッチがお役に立てれば、これ以上の喜びはありません。

医師が教える！
60歳からの
血流ぐんぐん
ストレッチ

2023年11月20日　初版印刷
2023年11月30日　初版発行

著者——高平尚伸

企画・編集——株式会社夢の設計社
〒162-0041
東京都新宿区早稲田鶴巻町543
TEL（03）3267-7851（編集）

発行者——小野寺優
発行所——株式会社河出書房新社
〒151-0051
東京都渋谷区千駄ヶ谷2-32-2
TEL（03）3404-1201（営業）
https://www.kawade.co.jp/

カバーデザイン——大野恵美子
カバーイラスト——瀬川尚志
本文イラスト——青木宣人
協力——岡本 大

DTP——アルファヴィル
印刷・製本——中央精版印刷株式会社

Printed in Japan ISBN978-4-309-29354-7

高平尚伸 たかひら・なおのぶ
1989年、北里大学医学部卒業。現在、北里大学大学院医療系研究科長。整形外科学 リハビリテーション科学 スポーツ・運動器理学療法学教授。医学博士。専門は股関節外科、最小侵襲手術（MIS）、スポーツ医学、運動器リハビリテーションなど。日本整形外科学会専門医。患者さん自身が簡単にできる運動療法の指導も治療に取り入れている。柏レイソルのメディカルアドバイザー、東京2020オリンピック選手対応ドクター、日本テニス協会医事委員も務める。テレビやYouTubeで紹介多数。著書は『股関節痛 こわばり・だるさ・脚長差 自力で克服！ 名医が教える最新1分体操大全』『つらい痛みや不調が消える 家でできる超快適ストレッチ』ほか多数。